VACCINATION EN GÉNÉRAL
ET VACCINATION ANTI-COVID

VACCINATION IN GENERAL
AND ANTI-COVID VACCINATION

Sciences et Société

fondée par Alain Fuchs et Dominique Desjeux
et dirigée par Bruno Péquignot

Dernières parutions

Clément MATHIEU, *Triste planète. Dégradations et pollutions : le XXIe siècle est mal parti*, 2021.
Claude ROUGIER, *Verdissement de la planète. L'arbre, la forêt et l'homme*, 2020.
Aurélien FOSSÉ-KITSAKIS, *L'essence du plaisir, Un essai pour définir la récompense artificielle*, 2020.
Michel CARAËL, Philippe VAN DE PERRE, Etienne KARITA, Avec la collaboration de Philippe LEPAGE, *L'épidémie de sida occultée en Afrique centrale pendant la décennie 1980. L'évidence scientifique à l'épreuve de la politique*, 2020.
Aurélie CHONÉ, Isabel IRIBARREN, Marie PELÉ, Catherine REPUSSARD, Cédric SUEUR, *Les études animales sont-elles bonnes à penser ? Repenser les sciences, reconfigurer les disciplines*, 2020.
Aurélie CHONÉ, Isabel IRIBARREN, Marie PELÉ, Catherine REPUSSARD, Cédric SUEUR, *Repenser la relation homme-animal. Généalogie et perspectives*, 2020.
Patrick TRAUBE, *Le monde à l'envers, Un autre regard sur le monde et sur nous-mêmes*, 2020.
Nicolas TANTI-HARDOUIN, *La reproduction sociale de la santé. Inégalités de santé : responsabilité individuelle ou destinée sociale ?*, 2019.
Jean-Luc MATHIEU, *Prévention : quels enjeux de Santé publique ! Analyse de politiques publiques*, 2018.
Jacques JAFFELIN, *Théorie de l'information générale ou la « quatrième vexation »*, 2018.
Claudine PÉREZ-DIAZ, *Sciences et action publique : un mariage fécond. L'exemple de l'alcool au volant*, 2017.
Philippe SALIGNAC, *Les espaces du travail, Prévention et santé au travail,* 2017.

Emmanuella DI SCALA

Vaccination en général et vaccination anti-COVID

Des prises de décisions liées à l'ancrage sociologique et aux registres de valeurs

Vaccination in general and anti-COVID vaccination

Decision-making related to sociological anchoring and registers of values

Préface de François Gueyffier

L'Harmattan

HOMEOPATHY
Object of Controversy
in the Societal Sphere

5-7, rue de l'École-Polytechnique, 75005 Paris

http://www.editions-harmattan.fr

ISBN : 978-2-343-24062-6
EAN : 9782343240626

Science en Société – Les représentations dans les controverses et les questions socio-scientifiques, ouvrage coordonné par Emmanuella Di Scala, 2019, L'Harmattan

L'Homéopathie en question : HOMEOCSS – Projet de recherche sociétale sur la controverse au sujet de l'homéopathie – Enjeux, cadre théorique, approche méthodologique, ouvrage dirigé par Emmanuella Di Scala, 2020, L'Harmattan

L'Homéopathie, des désaccords entre scientifiques – comprendre les divergences, Emmanuella Di Scala, 2020, L'Harmattan

Préface

Reprenant un travail de classification appliquée aux représentations des différentes parties prenantes autour du débat sur l'homéopathie, Emmanuella Di Scala aborde les freins à la vaccination, question majeure dans le contexte de la pandémie COVID-19.

Ce travail s'intègre parfaitement dans l'esprit du projet COVID3S (https://covid3s.fr), qui vise à créer des outils pour lutter contre la COVID-19 : projet participatif et ouvert à la communauté scientifique, sa focalisation sur la vaccination rendait logique la réflexion sur les freins à la vaccination. Le contact d'Emmanuella Di Scala, recommandé par un des membres du conseil scientifique de COVID3S, le professeur Bruno Pozzetto, était rapidement suivi d'effet, car c'est une personne efficace et réactive. Madame Di Scala a su très vite déployer l'énergie et le savoir-faire de son équipe pour constituer en quelques semaines un échantillon de participants, dont elle a analysé les réponses avec le même cadre conceptuel que ses travaux précédents sur l'homéopathie, pour évaluer leur positionnement sociologique et leur référentiel de valeurs.

Le parallèle entre les représentations de la vaccination et celles de l'homéopathie offre quelques clés pour mieux comprendre les positionnements des personnes concernées, les mécanismes de ces positionnements, et les moyens possibles pour répondre aux difficultés posées par ces positionnements. Ces deux objets thérapeutiques, vaccination et homéopathie, présentent des distinctions importantes du point de vue du pharmacologue chercheur clinicien, spécialiste de l'évaluation de l'intérêt de ces outils :

-Une théorie biologique dont l'impact clinique n'a jamais été validé pour l'homéopathie, l'analyse synthétique de toutes les évaluations cliniques de l'homéopathie concluant qu'il n'a pas été possible de démontrer un bénéfice au-delà de l'effet placebo ; au contraire, la théorie vaccinale a pu être validée à différents niveaux, tant individuels (production d'anticorps, protection contre des infections graves et leurs conséquences), que collectifs (par la réduction de la diffusion d'une pandémie comme on commence à le voir dans l'évolution de la COVID, les essais cliniques comme les expériences observationnelles de grande ampleur à l'échelle de pays comme Israël suggérant une réduction de la transmission : la vaccination semble bel et bien un outil de lutte collective contre la pandémie)

-Un objectif thérapeutique essentiellement symptomatique pour l'homéopathie, supposé concerner tous les patients traités, contre la prévention d'infections et de leurs conséquences graves pour le vaccin, touchant une minorité des patients concernés.

-Une dimension de protection collective, donc d'altruisme pour les patients qui se font vacciner, à laquelle ne peut pas prétendre le traitement homéopathique.

L'attrait pour l'homéopathie peut correspondre à des mécanismes proches de la méfiance pour les vaccins, en particulier le jugement de causalité à partir de simples associations, mais dont l'expérience personnelle renforce considérablement l'impression de plausibilité, même si l'interprétation est potentiellement erronée : de telles interprétations concernent le devenir sous traitement homéopathique de maladies bénignes qui évoluent favorablement spontanément, avec sans doute un renforcement de cette évolution par l'effet placebo, ou des supposés effets secondaires des vaccins : la vaccination de masse expose à la survenue contemporaine de maladies qui seraient survenues même sans vaccin.

Les doutes sur la réalité de la menace de la maladie COVID-19 sont intéressants à discuter. La mortalité liée à la COVID est (heureusement !) très réduite par rapport à la maladie due au virus Ebola, qui tue entre 20 et 40% des personnes qu'il infecte. Le nombre de décès attribués à la COVID-19 et enregistrés dépasse 3,5 millions à l'échelle mondiale, alors que l'on dispose d'au moins un traitement efficace contre les formes graves (la dexaméthasone), que le confinement mis en œuvre a probablement réduit considérablement la mortalité des différentes vagues (estimée à 400 000 personnes en France par les modèles épidémiologiques si l'on n'avait pas imposé le confinement, environ 4 fois plus que la mortalité cumulée des 3 vagues). Ceci alors même que les déclarations sont vraisemblablement minimisées dans certains pays pour des raisons politiques ou par défaut diagnostique. La mortalité mondiale de la grande grippe espagnole est estimée entre 20 et 40 millions : nous n'y sommes pas encore, mais l'absence de vaccins disponibles à cette époque ainsi que l'absence de confinement constituent des explications possibles de la différence de mortalité globale observée à ce jour.

La classification moderne / postmoderne éclaire le partage des représentations des tenants et des opposants à la vaccination. Il permet de mieux comprendre les moteurs psycho-sociologiques en les disséquant selon la position face à la norme / au centrage individuel et aux registres de valeurs (mystique / épistémique, justice / care, fonctionnel thérapeutique).

Ce travail d'analyse systématique est utile au chercheur pour mieux appréhender les mécanismes de la pensée face à la décision thérapeutique. Il est utile au soignant pour mieux cerner le positionnement des patients qui s'approprient ou non ses propositions thérapeutiques. Il est enfin utile au décideur politique pour mieux expliquer les arguments de ses décisions de stratégie de santé publique, et convaincre la population de leur bien-fondé. Il pourrait aussi mettre en exergue des besoins de formation générale pour permettre à tout un chacun de se positionner efficacement devant des décisions thérapeutiques dont les tenants et aboutissants restent complexes, toujours empreintes d'incertitude et nous confrontant à notre condition de mortels.

Pr François Gueyffier, PU-PH, Pharmacologue,
Université de Lyon, et co-responsable du projet COVID 3S
avec le Dr Pascal Fascia

Tous mes remerciements au Pr François Gueyffier, PU-PH, Pharmacologie, Université de Lyon, co-responsable du projet COVID 3S, pour avoir préfacé cet ouvrage et avoir sollicité le projet HOMEOCSS pour effectuer cette analyse sociétale.

****

Tous mes remerciements pour leur évaluation critique et leurs commentaires sur cet ouvrage, à :

Dr Thomas GILLE, MCU-PH de Physiologie, Inserm UMR 1272, AP-HP Bobigny, France et
Pr Fabien Medvecky, PU Science de l'information et de la communication, Université d'Otago, Nouvelle Zélande.

Mes remerciements au Dr Dalila KESSOUAR, membre du projet HOMEOCSS pour sa relecture ainsi que ses commentaires sur l'analyse synthétique.

Merci à Mme Lisa VICTORIA RIGAUD pour la traduction anglaise de l'analyse synthétique.

VACCINATION EN GENERAL, VACCINATION ANTI-COVID

****

PARTIE 1 : ANALYSE SYNTHÉTIQUE ACCESSIBLE AU GRAND PUBLIC (français)

PARTIE 2 : SYNTHETIC ANALYSIS ACCESSIBLE TO THE GENERAL PUBLIC (english)

PARTIE 3 : ANALYSE DE RECHERCHE DÉTAILLÉE

PARTIE 1 : ANALYSE SYNTHÉTIQUE ACCESSIBLE AU GRAND PUBLIC (français)

Chapitre I – INTRODUCTION

Cette étude exploratoire s'intègre dans le projet de recherche sociétale HOMEOCSS (www.projet-homeoccs.com) et fait suite à une sollicitation de collaboration en décembre 2020, de la part du projet COVID 3S dirigé par le Pr François Gueyffier de l'université de Lyon 1. L'objectif de cette collaboration est de procéder à une analyse sociétale sur les freins à la vaccination, notamment la vaccination anti-COVID. Cet ouvrage présente une étude des représentations sociales du grand public sur la vaccination en général et la vaccination anti-COVID en particulier. Les représentations sociales correspondent à la vision qu'un individu se fait d'un sujet, d'un objet. La théorie des représentations sociales date de 1961 et des travaux de Serge Moscovici. « Les représentations sont un ensemble d'opinions, d'informations, de valeurs et de croyances sur un objet particulier » (De Carlos, 2015, p. 34). Une analyse de ces représentations permet donc de comprendre quelles sont les raisons qui conduisent une personne à se forger une certaine vision d'un objet. L'étude portera sur les représentations du grand public au sujet de la vaccination, sujet controversé dans l'espace public. L'enjeu sera de mieux comprendre ce qui détermine le positionnement de chacun face à la vaccination, en croisant l'ancrage sociologique et les registres de valeurs mobilisés avec le positionnement de chacun (Di Scala, 2020), en faisant l'hypothèse d'un système de représentations commun avec l'objet homéopathie précédemment étudié.

Il semble intéressant de noter que cette controverse sociétale a accompagné « la formation des états modernes depuis la fin du XVIIIe siècle » (Salvadori & Vignaud, 2019, p. 308). Elle semble s'amplifier publiquement lors de scandales médicaux, « lorsque les maladies régressent visiblement et que la puissance publique sait agir avec diplomatie, l'opinion antivax faiblit » (*Ibid.*, p. 301).

Floret (2010) nous indique que le grand public est globalement en faveur de la vaccination, mais que l'adhésion vaccinale semble diminuer avec l'âge, et semble meilleure chez les hommes que chez les femmes. Cependant, il apparaît que différentes études sociologiques vont dans des sens contradictoires à ce sujet, certaines définissant le profil type de l'antivax comme étant « un homme de 50 ans à faible revenu et niveau d'études » et d'autres « d'une femme, d'âge, de revenu et de niveau scolaire moyens » (Salvadori & Vignaud, 2019, p. 304).

Concernant les freins ou résistances face à la vaccination, on retrouvera dans la littérature des origines qui coïncident : effets secondaires réels, coïncidences entre vaccination et maladies déclenchées, études scientifiques publiées comportant des biais, décisions de justice parfois difficilement compréhensibles (Floret, 2010, Myotte-Duquet, 2018 ; Salvadori & Vignaud, 2019 ; Rudelle, 2020).

L'étude des représentations de patients ou de médecins montre, en conséquence, qu'ils sont un certain nombre à craindre les effets secondaires et qu'ils n'ont pas une totale confiance en la vaccination (Myotte-Duquet, 2018). Il apparaît également une méfiance de certains d'entre eux à l'égard de l'industrie pharmaceutique qui aurait des intérêts économiques primant sur la santé. Les bénéfices attendus en termes de prévention, semblent d'ailleurs constituer le noyau central de leur représentation (Sardy *et al.,* 2012). Des épisodes personnels vécus semblent également alimenter cette méfiance face à la vaccination (Rudelle, 2020). Floret (2010) classera la population non favorable ou réservée à la vaccination, en deux catégories : « les sceptiques » et « les opposants ». Salvadori & Vignaud (2019) les classeront de façon analogue en « opportunistes » et en « radicaux ». Leurs définitions se rejoignent, si ce n'est que les « opportunistes » seraient des sceptiques qui dénoncent la toxicité après un drame les touchant ou un fait d'actualité. Autrement, ils sont tous plutôt adeptes des médecines alternatives, les « sceptiques » ou « opportunistes », voulant des discussions sur les stratégies vaccinales, sur les effets secondaires, l'efficacité des vaccins et leur sécurité. Quant aux « opposants » ou « radicaux », ils avancent des motifs religieux, philosophiques ou idéologiques, ils semblent être des opposants déclarés à la médecine allopathique. Ils sont par ailleurs sensibles à la violation des libertés individuelles, à la théorie du complot et pensent que la vaccination est inefficace. Salvadori & Vignaud (2019) définiront alors dans leur ouvrage quatre grands arguments qui semblent traverser les âges concernant les antivax : l'argument naturaliste (laisser faire la nature), l'antivaccinisme religieux (le destin et la volonté de Dieu justifient les maladies), l'argument alterscientifique (absence d'intérêt scientifique à la vaccination) et l'argument politique/le Big pharma (la vaccination est aussi une affaire politique et économique).

Des données sociétales et sociologiques tentent d'expliquer l'hésitation vaccinale. Amin *et al.*, 2017, ont montré que certaines valeurs morales semblent clairement associées à l'hésitation vaccinale. Les valeurs morales pureté *vs* dégradation, liberté *vs* oppression, protection *vs* nuisance, ont été analysées face à des parents concernés par la vaccination de leurs enfants. Les parents ayant une hésitation modérée face à la vaccination expriment deux fois plus la valeur pureté, et ceux qui hésitent fortement expriment deux fois plus à la fois cette même valeur et la valeur liberté. D'autres études pointent plutôt le manque d'informations des profanes. Rudelle, 2020, nous indique que l'information doit être transmise au patient hésitant, de la meilleure façon, au meilleur moment et de la meilleure qualité possible. Myotte-Duquet, 2018, pointe la nécessité d'une communication optimisée et du développement de nouveaux modes d'administration qui pourraient pérenniser la vaccination. Cependant Ward & Peretti-Watel (2020), pointent les limites du modèle déficitaire de l'information (Public Understanding of Science), résidant dans son incapacité à intégrer la dimension sociale et culturelle de la cognition.

Concernant la vaccination anti-COVID, il apparaît qu'elle suit les traces de l'ensemble des controverses sur la vaccination. Le premier sondage IPSOS du 4 septembre 2020 indique que 59 % des Français sont prêts à recourir à un éventuel vaccin. 20 % affirment y être farouchement opposés. Dans le même temps, au niveau mondial, c'est 74 % des répondants qui indiquent être prêts à recourir à un vaccin anti-COVID. D'après ce sondage, la France fait partie des pays où l'intention de recourir au vaccin est la plus faible.

En suivant les intentions de vaccination selon le sondage IPSOS, on peut y observer une évolution : de 59 % en septembre 2020, l'intention passera à 54 % en octobre 2020, puis à 40 % en décembre 2020 pour remonter à 57 % en janvier 2021.

Les raisons évoquées sont en premier lieu la crainte des effets secondaires, puis le doute quant à l'efficacité du vaccin, puis l'opposition aux vaccins en général et enfin le fait de ne pas se sentir assez menacé par la Covid-19.

Un sondage a été lancé le 17 février 2021 par le conseil économique social et environnemental, afin de recueillir l'avis des citoyens français face à la mise en place éventuelle d'un passeport vaccinal. Les résultats sont à venir.

Chapitre II – MÉTHODOLOGIE

Pour analyser les représentations sociales, un questionnaire a été proposé au grand public entre janvier et février 2021, pour lequel 284 réponses ont été obtenues. « Le questionnaire reste à l'heure actuelle la technique la plus utilisée dans l'étude des représentations. Le questionnaire permet d'introduire les aspects quantitatifs fondamentaux dans l'aspect social d'une représentation : [...] les méthodes d'analyse récentes renforcent la place privilégiée du questionnaire » (Abric, 2011).

Dans le respect de la réglementation européenne de protection des données RGPD applicable depuis le 25 mai 2018, lors de la soumission des questionnaires, une demande de consentement portant sur l'anonymat des données a été au préalable soumis afin d'avoir l'accord des sujets interrogés.

Ce questionnaire a été diffusé grâce à l'INSPE de Dijon, grâce au site web du projet COVID3S de Lyon, sur le site web du projet HOMEOCSS, sur les réseaux sociaux via différents contacts et il a été adressé à une association de promotion de l'homéopathie.

Ce questionnaire comportait dix questions, concernant sa première partie, détaillées ci-après (la seconde partie fera l'objet d'une publication ultérieure et portait sur l'influence de la sphère médiatique) :

-Les deux premières ont permis de questionner la méfiance ou non, face à la vaccination en général et la vaccination anti-COVID en particulier, et d'en connaître les arguments développés.

-Les quatre propositions suivantes ont permis de définir les degrés d'adhésion des répondants (en pourcentages) à l'ancrage sociologique moderne ou post-moderne, ainsi que leur degré d'adhésion à la norme scientifique et pharmacologique d'une part, et à la valeur d'une médecine sans effets secondaires prenant mieux en compte l'individu, d'autre part. L'enjeu sera de définir l'existence d'un centre de gravité sur l'ancrage moderne/norme ou sur l'ancrage post-moderne/valeur, selon les sujets.

-Les deux propositions suivantes ont permis de définir le degré d'adhésion (en pourcentages) des répondants à l'éthique de la justice ou à l'éthique du *care*, en matière de soins. L'enjeu sera de définir l'existence d'un centre de gravité sur l'une ou l'autre des éthiques.

-Enfin, les deux dernières propositions ont permis de définir le degré d'adhésion (en pourcentages) des répondants portant sur la vision qu'ils ont des opposants à la vaccination, soit en les voyant comme étant dans une croyance (registre mystique), soit en les voyant comme pointant les limites de la science et voulant qu'elle évolue différemment (registre épistémique). L'enjeu sera de définir l'existence d'un centre de gravité sur l'un ou l'autre des registres.

Les propositions du questionnaire ont été établies à partir du travail réalisé précédemment sur l'analyse des représentations des scientifiques au sujet de l'homéopathie (figure 1). En effet, il était apparu dans l'analyse précédente que ces ancrages, norme et valeur, précédaient l'objet homéopathie étudié et pouvaient s'appliquer à d'autres objets, et à d'autres publics. L'objet d'étude vaccination est lui aussi soumis à une controverse sociétale et la littérature associe par ailleurs l'hésitation vaccinale à des sujets plutôt adeptes des médecines naturelles. Il semblait donc pertinent de tester cette hypothèse.

L'enjeu sera donc dans cette analyse, de croiser les ancrages, registres éthiques, mystique et épistémique, avec la méfiance ou non, face à la vaccination.

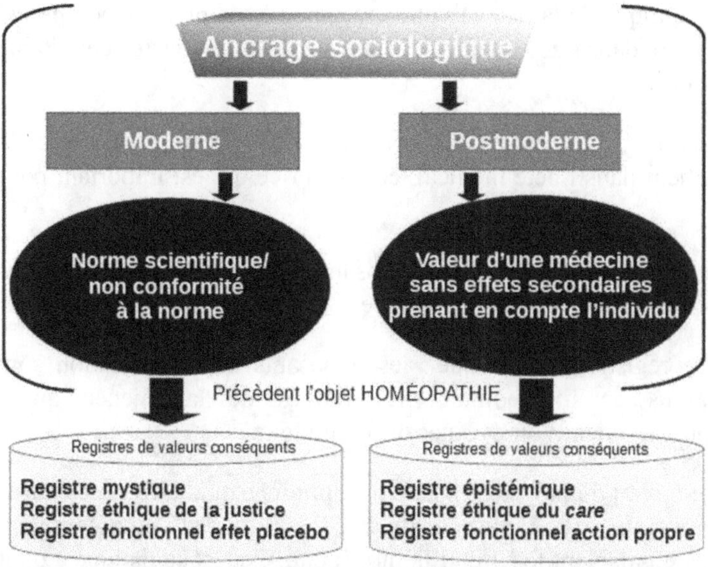

Figure 1 : Schéma synthétique de conclusion - lien entre ancrages sociologiques/norme et valeur/registres de valeurs au sein des représentations sociales – extrait, Di scala, 2020, p. 35, L'Harmattan.

Nous pourrons rappeler, en nous appuyant sur le travail d'analyse antérieur (Di scala, 2020), les définitions suivantes qui ont permis d'établir les propositions du questionnaire :

-L'ancrage sociologique moderne : il est centré sur la balance bénéfice/risque au sein de la société.

-L'ancrage sociologique post-moderne : il est centré sur les limites de la science et de la médecine conventionnelle.

-La norme : elle correspond à la norme scientifique et pharmacologique.

-La valeur : elle correspond à la valeur d'une médecine sans effets secondaires prenant mieux en compte l'individu.

-L'éthique de la justice : elle correspond à la prise en compte du patient dans l'acte médical, centré sur ce qui est juste et équitable pour lui.

-L'éthique du *care* : elle correspond à la prise en compte du patient dans l'acte médical, centré sur ce qui est important pour lui.

-Le registre mystique : les opposants à la vaccination sont perçus comme étant dans une croyance.

-Le registre épistémique : les opposants à la vaccination sont perçus comme pointant les limites de la science qu'ils souhaiteraient voir évoluer différemment.

Le travail d'analyse utilisera une approche qualitative, des outils statistiques (box plot, analyse de similitudes) et notamment principalement le Khi2 d'homogénéité. Ce test statistique a pour objectif d'effectuer une comparaison de plusieurs répartitions observées, à des répartitions théoriques au sein de l'échantillon.

Chapitre III – ANALYSE

A. Profil de l'échantillon étudié

Il sera important d'indiquer en préambule que l'échantillon étudié n'est pas forcément représentatif de la population, concernant la répartition des âges, du genre, des niveaux d'études et des filières d'études supérieures. Cette analyse se veut qualitative et non quantitative et populationnelle. Cependant, les répartitions des sujets en fonction de différentes variables seront étudiées quantitativement, en prenant en compte la répartition globale au sein de l'échantillon, afin de définir si certaines variables sont très significativement en lien avec la prise de décision vaccinale. Les variables identifiées comme très significatives pourront donc laisser supposer qu'elles le seraient possiblement sur un effectif populationnel, et inviteront donc à réaliser des études ultérieures à ce sujet et dans ce sens, afin que ces résultats soient confirmés.

L'échantillon de population étudié comprend 284 réponses d'individus, dont les différents niveaux d'études sont représentés allant du niveau collège au niveau Bac+8. La distribution est cependant centrée sur un niveau entre Bac et Bac + 5.

Les filières d'études supérieures scientifiques sont davantage représentées, suivies par les filières « autre », puis par les filières sciences humaines et sociales (SHS). Les individus ayant suivi des filières d'études supérieures littéraires sont moins nombreux que les individus n'ayant pas suivi d'études supérieures.

Cet échantillon contient très majoritairement des réponses de sujets de sexe féminin, plus de 200 sur 284 réponses.

Les répondants proviennent de différents départements français, dont les plus représentés sont les départements proches du lieu de diffusion du questionnaire : la Côte-d'Or (21) et la Saône et Loire (71).

B. Les variables niveaux d'études, filières d'études supérieures, genre et âge

Il apparaît au sein de cette analyse et au sein de notre échantillon, au regard de tests statistiques Khi2 d'homogénéité, que les variables, niveaux d'études, filières d'études supérieures, et genre, n'ont pas d'influence sur le positionnement face à la vaccination.

Concernant la variable âge, nous pourrons observer que la répartition des sujets en fonction de leur positionnement, méfiants ou non méfiants, montre des intervalles interquartiles différents et des moyennes d'âges et médianes différentes, notamment entre les « oui, je suis méfiant » (moyenne = 62.6 ans, écart-type = 13 ans, SEM = 1.05 ans) et « non, je ne suis pas méfiant » (moyenne = 46.1 ans, écart-type = 16 ans, SEM = 1.93 ans). Les sujets sembleraient plus jeunes selon le positionnement « non, je ne suis pas méfiant », au regard du positionnement « oui, je suis méfiant ». Les écarts à la moyenne (SEM) sont différents, même si les écarts-types calculés se chevauchent au regard des écarts d'âges dans la distribution de chaque groupe. Ces données indiquent une possible différence entre les positionnements en fonction de l'âge. Il n'est cependant pas à exclure un biais méthodologique, car les répondants provenant de l'association de promotion de l'homéopathie ont potentiellement une moyenne d'âge plus importante que la moyenne d'âge des répondants issus des réseaux sociaux, ce qui pourrait engendrer cette différence d'âge apparente.

Il est par ailleurs intéressant de voir que dans la littérature, l'âge, le genre et le niveau d'études, attribués au profil de l'individu ayant une hésitation vaccinale, restent contradictoires selon les analyses sociologiques (Salvadori & Vignaud, 2019, p. 303-304). Certaines indiquent d'ailleurs, tout comme cela semble apparaître dans notre échantillon, que l'hésitation vaccinale est plus importante avec l'âge (Floret, 2010).

C. Les ancrages modernes et post-modernes ont-ils une influence sur l'hésitation vaccinale ?

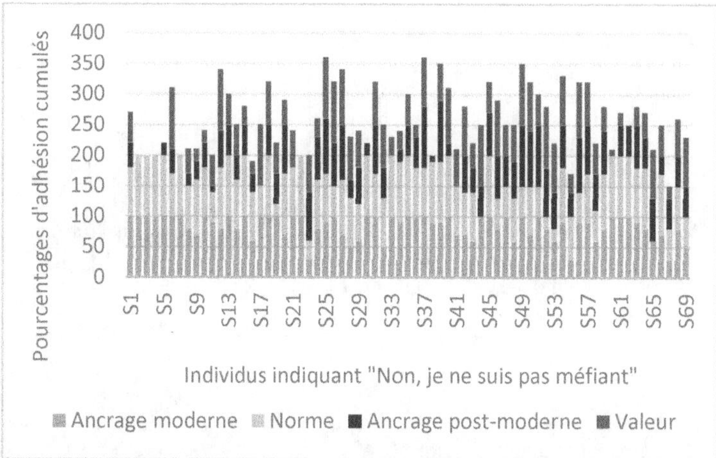

Figure 2 : Pourcentages d'adhésion cumulés des individus indiquant « Non, je ne suis pas méfiant » concernant les quatre propositions définissant l'ancrage (en partant du bas) : ancrage moderne/norme/ancrage post-moderne/valeur, n = 69.

Les figures 2, 3 et 4, permettent de mettre en évidence de façon cumulée par individu, les pourcentages d'adhésion aux quatre propositions portant sur les ancrages moderne/post-moderne et les norme/valeur. On pourra observer dans un premier temps, que la grande majorité des individus possède un degré relatif d'adhésion à chacune des propositions, qu'ils aient une méfiance ou non en général face à la vaccination.

5 sujets sur 69 (figure 2) parmi ceux qui indiquent « non, je ne suis pas méfiant », ont un degré d'adhésion uniquement porté sur les deux propositions portant sur l'ancrage moderne et la norme. Ils seraient qualifiés dans la littérature de sujets rejetant les médecines naturelles.

13 sujets sur 154 parmi ceux qui indiquent « oui, je suis méfiant », ont un degré d'adhésion uniquement porté sur les deux propositions portant sur l'ancrage post-moderne et la valeur

(figure 3). Ils seraient qualifiés d'après la littérature de sujets rejetant la médecine allopathique ou conventionnelle.

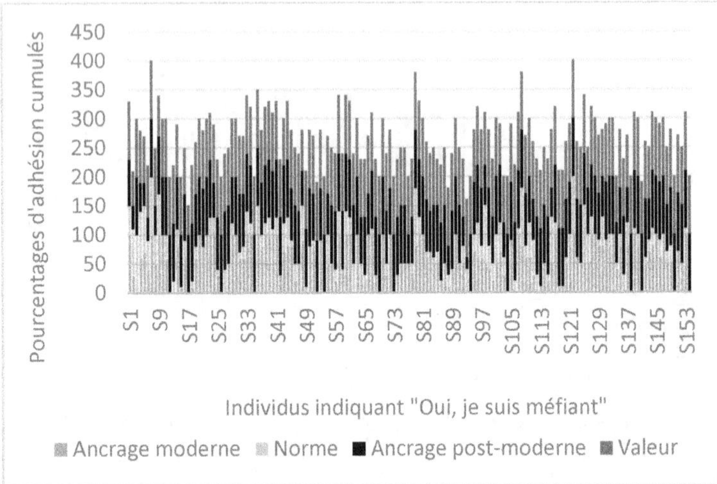

Figure 3 : Pourcentages d'adhésion cumulés des individus indiquant « Oui, je suis méfiant » concernant les quatre propositions définissant l'ancrage (en partant du bas) : ancrage moderne/norme/ancrage post-moderne/valeur, n = 154.

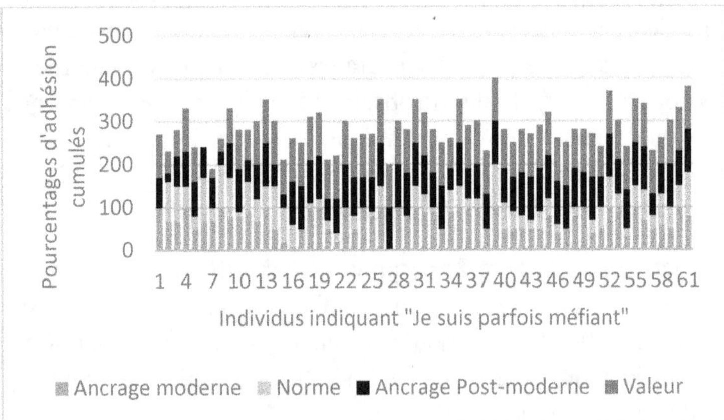

Figure 4 : Pourcentages d'adhésion cumulés des individus indiquant « Je suis parfois méfiant » concernant les quatre propositions définissant l'ancrage (en partant du bas) : ancrage moderne/norme/ancrage post-moderne/valeur, n = 61.

1 sujet sur 61 (figure 4) parmi ceux qui indiquent « je suis parfois méfiant », a un degré d'adhésion uniquement porté sur les deux propositions portant sur l'ancrage post-moderne et la valeur.

La majorité des sujets interrogés disant « Non, je ne suis pas méfiant » ; ont un centre de gravité défini principalement autour de l'ancrage moderne et de la norme (figure 2). Les sujets disant que « Oui, ils sont méfiants » ; ont un centre de gravité défini principalement autour de l'ancrage post-moderne et de la valeur (figure 3).

En analysant statistiquement la répartition des ancrages moderne/norme ou post-moderne/valeur au sein de l'échantillon, au regard de leur positionnement face à la vaccination en général (Tableau I), un Khi2 d'homogénéité a permis de confirmer que cette répartition est très significativement différente entre les sujets qui disent « non, je ne suis pas méfiant », et ceux qui disent « oui, je suis méfiant » ($Qc>>>K_{ddl0.05}$). En revanche, la distribution des ancrages face au positionnement « je suis parfois méfiant » suit la répartition initiale de l'échantillon et ne semble pas significative selon le khi2 d'homogénéité. Elle est donc principalement avec un ancrage post-moderne/valeur car les sujets post-modernes sont plus nombreux dans notre échantillon. Il sera intéressant de noter également que des ancrages indéterminés ont été définis. Ces derniers auraient nécessité d'être soumis à des entretiens semi-directifs ou narratifs afin de mieux cerner leur profil moderne ou post-moderne. Nous pouvons cependant observer que la répartition de ces profils indéterminés n'est pas significativement différente selon les positionnements.

	NON	OUI	PARFOIS
Ancrage moderne	45	1	7
Ancrage post-moderne	10	137	40
Indéterminé	14	16	14

Tableau I : Répartition des sujets selon leurs ancrages moderne/norme, post-moderne/valeur et indéterminés en fonction de leur positionnement face à leur méfiance au sujet de la vaccination en général, n = 284.

Il est à noter que ces répartitions et proportions ne sont pas forcément représentatives des proportions réelles, cependant ces données, au regard de leur très grande significativité au sein de l'échantillon, invitent à réaliser une étude statistique populationnelle afin de définir les répartitions réelles selon l'ancrage.

En conclusion, les ancrages sociologiques modernes centrés sur la norme et post-modernes centrés sur la valeur, semblent avoir une influence significative sur le positionnement en matière de vaccination. Les ancrages modernes sont prioritairement non méfiants et les ancrages post-modernes sont prioritairement méfiants. Nous pouvons cependant retrouver des ancrages modernes ayant une méfiance et des ancrages post-modernes non méfiants. Il sera donc important d'en comprendre par la suite les raisons qualitatives. Ces résultats basés sur l'hypothèse d'un système de représentations commun avec l'objet homéopathie, devront néanmoins être vérifiés et confirmés à partir d'autres analyses qualitatives et quantitatives ultérieures.

D. Les registres de valeurs éthiques, mystique et épistémique ont-ils une influence ?

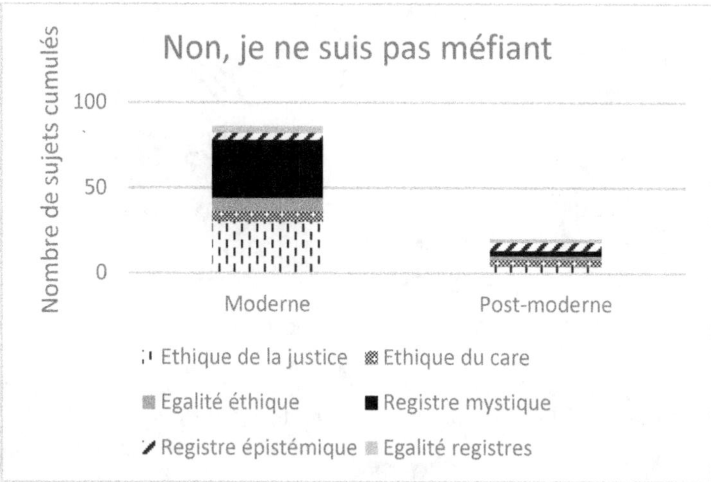

Figure 5 : Nombre de sujets cumulés indiquant « Non je ne suis pas méfiant », en fonction de l'ancrage moderne/norme ou post-moderne/valeur, et exprimant les registres éthique de la justice/éthique du *care*, mystique/épistémique ou une égalité des éthiques ou une égalité des registres (mystique et épistémique), n = 69.

Cette analyse qualitative met en évidence que les individus ayant un ancrage moderne/norme mobilisent significativement et majoritairement les registres, éthique de la justice (prise en compte du patient centrée sur le juste et l'équitable) et mystique (voyant les opposants à la vaccination dans une croyance). Les individus ayant un ancrage moderne/norme sont principalement non méfiants (figure 5).

A contrario, il apparaît que les individus ayant un ancrage post-moderne/valeur mobilisent significativement et majoritairement les registres éthique du *care* (prise en compte du patient centrée sur ce qui est important pour lui) et épistémique (voyant les opposants à la vaccination comme pointant les limites de la science). Les individus ayant un ancrage post-moderne/valeur sont principalement méfiants (figure 6).

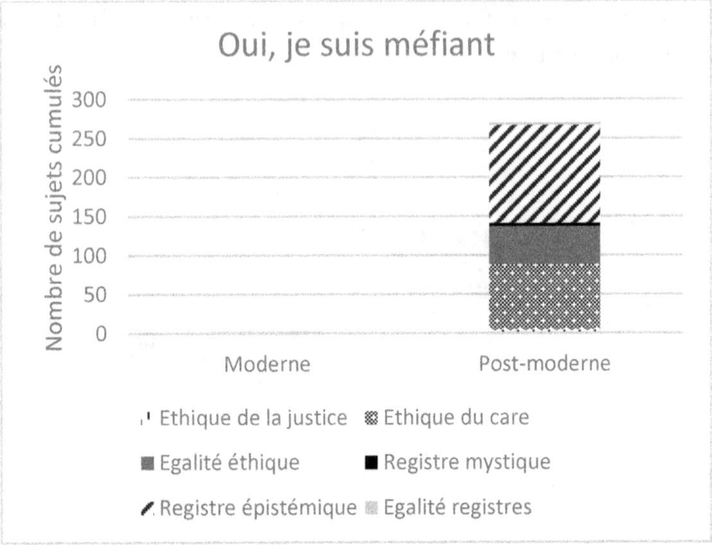

Figure 6 : Nombre de sujets cumulés indiquant « Oui, je suis méfiant », en fonction de l'ancrage moderne/norme ou post-moderne/valeur, et exprimant les registres éthique de la justice/éthique du *care*, mystique/épistémique ou une égalité des éthiques ou une égalité des registres (mystique et épistémique), n = 154.

En conclusion, le registre de valeurs éthique de la justice couplé au registre mystique sont significativement liés à la non-méfiance vaccinale et à l'ancrage moderne/norme. Le registre éthique du *care* couplé au registre épistémique, sont significativement liés à la méfiance vaccinale et à l'ancrage post-moderne/valeur. Ces résultats basés sur l'hypothèse d'un système de représentations commun avec l'objet homéopathie, devront néanmoins être vérifiés et confirmés à partir d'autres analyses qualitatives et quantitatives ultérieures.

Chapitre IV – CONCLUSION

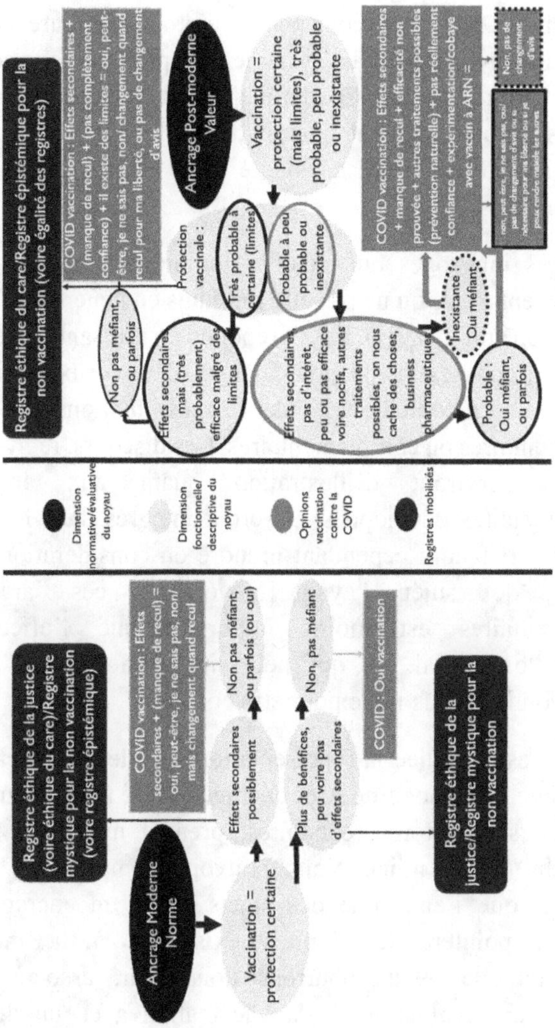

Figure 7 : Schéma explicatif présentant les représentations sociales opposées au sujet de la vaccination. A droite, les représentations des sujets centrées sur un ancrage post-moderne et la valeur d'une médecine sans effets secondaires prenant mieux en compte l'individu. A gauche, les représentations des sujets centrées sur un ancrage moderne et la norme scientifique/pharmacologique.

En croisant les ancrages sociologiques, les registres de valeurs et les arguments développés par les sujets interrogés, un schéma explicatif des représentations peut être proposé (figure 7), qui se basera sur l'hypothèse d'un système de représentations commun à l'objet homéopathie. Ce dernier devra être vérifié à partir d'analyses qualitatives et quantitatives ultérieures. Ce schéma explicatif doit donc être considéré dans la perspective de ces limites.

Les sujets interrogés ont en effet indiqué les raisons qui les conduisaient à être ou ne pas être méfiants en général et face à la vaccination anti-COVID. Ils ont répondu en utilisant les réponses fermées proposées, et un pourcentage d'entre eux, variable et plus restreint, a souhaité y ajouter des informations qualitatives supplémentaires ou complémentaires. Ces discours, regroupés en annexes, serviront d'illustration quant aux arguments supplémentaires développés, et seront intégrés dans le schéma explicatif. Il faudra cependant prendre en considération que le nombre de sujets ayant développé ces arguments supplémentaires est moins important que l'effectif de l'échantillon initial, ce qui nécessiterait donc une analyse populationnelle plus large pour être confirmé.

A droite, est détaillée la représentation sociale des sujets ayant un ancrage post-moderne. Cet ancrage est lié à la valeur d'une médecine sans effets secondaires, prenant mieux en compte l'individu (ovale noir). Nous pouvons comprendre, d'après l'analyse, que l'ensemble des sujets ayant un ancrage post-moderne, pointera les limites existantes à la médecine conventionnelle. Nous pourrons donc voir, associée à cet ancrage, une évaluation de la vaccination avec un degré de certitude face à sa protection. On pourra y distinguer les sujets avec un degré de certitude important voire total, de ceux qui y verront une efficacité relative, voire nulle.

-Ceux, pour qui le degré de certitude est important voire total, correspondront aux profils des sujets non méfiants ou parfois méfiants, même s'ils pointent l'existence possible d'effets secondaires et les limites de la médecine conventionnelle, ils indiqueront que la balance bénéfice/risque est en faveur de la vaccination et pourront indiquer avoir confiance en la médecine pour les soigner correctement. Ces sujets souhaiteront se faire vacciner contre la COVID. Cependant, s'ils estiment qu'il y a un manque de recul et qu'ils n'ont pas complètement confiance, ou si leur situation propre contre-indique ou ne nécessite pas la vaccination, soit ils hésiteront, soit ils ne voudront pas se faire vacciner. Dans ce cas, certains ne voudront pas changer d'avis, et d'autres le feront pour retrouver leur vie d'avant. Qualitativement, ces profils post-modernes semblent être davantage associés à des registres de valeurs tendant vers l'éthique de la justice ou le registre mystique, ou vers une égalité des éthiques et des registres.

-Concernant les sujets ayant un ancrage post-moderne, dont le degré de certitude est plus relatif (voire nul) face à l'efficacité de la protection vaccinale en général, la dimension fonctionnelle du noyau est associée à des arguments supplémentaires : absence d'intérêt ou intérêt limité de la vaccination, voire une vaccination pouvant être nocive, autres traitements naturels possibles, on nous cache des choses sur les contenus des vaccins, et business pharmaceutique. Selon que les sujets évaluent la vaccination comme ayant une efficacité faible ou nulle, le choix sur la vaccination anti-COVID différera. On retrouvera les opposants à la vaccination anti-COVID qui indiquent ne pas vouloir changer d'avis, principalement chez les sujets estimant que l'efficacité est quasiment inexistante, voire que les vaccins sont nocifs. Ils y ajouteront le manque de recul et le sentiment d'une expérimentation mondiale dans laquelle ils seraient des cobayes. Les sujets ayant un degré de certitude faible mais non nul face à l'efficacité vaccinale en général, soit ne souhaiteront pas se faire vacciner contre la COVID pour des raisons équivalentes, soit hésiteront à le faire malgré des raisons équivalentes. Certains affirmeront ne pas changer d'avis, d'autres indiqueront changer si c'est obligatoire pour retrouver leur liberté ou s'ils pensent rendre malade les autres. Les registres de valeurs associées à ces profils, sont principalement centrés sur l'éthique du *care* et le registre épistémique.

A gauche, est détaillée la représentation sociale des sujets ayant un ancrage moderne. Cet ancrage est lié à la norme scientifique et pharmacologique (ovale noir). Nous pouvons comprendre, d'après l'analyse, que l'ensemble des sujets ayant un ancrage moderne, ne pointera pas de limites à la médecine conventionnelle, mais mettra en avant la balance bénéfice/risque. Concernant la vaccination, nous pourrons donc voir une évaluation de la vaccination comme efficace au regard du cadre normatif. Les sujets qui pointeront néanmoins l'existence d'effets secondaires importants possibles, seront à distinguer de ceux qui n'en voient que très peu, voire pas.

-Les sujets avec un ancrage moderne voyant des effets secondaires importants possibles et/ou dont la situation propre contre-indique ou ne nécessite pas la vaccination, correspondront aux individus non méfiants ou parfois méfiants en général. Ils souhaiteront se faire vacciner contre la COVID. Cependant, lorsque s'y ajoutera l'évaluation d'un manque de recul, ils hésiteront mais indiqueront qu'ils changeront d'avis lorsqu'ils en sauront plus. Ces sujets, bien que globalement associés aux registres liés à l'ancrage (éthique de la justice et registre mystique), sont davantage associés à des registres de valeurs éthique du *care*, registre épistémique ou à l'égalité des éthiques et des registres.

-Les sujets avec un ancrage moderne ne voyant pas d'effets secondaires importants possibles, ou n'en voyant quasiment pas, correspondront aux sujets non méfiants qui souhaiteront se faire vacciner contre la COVID. Ces sujets sont tous associés aux registres de l'éthique de la justice et au registre mystique.

Notons que la littérature associe l'hésitation vaccinale à des sujets adeptes des médecines naturelles, ce qui est en cohérence avec les résultats de notre analyse et en réalité en lien avec l'ancrage post-moderne centré sur la valeur d'une médecine sans effets secondaires prenant mieux en compte l'individu.

Il est à noter d'autre part, qu'une étude de la littérature sur les représentations de médecins et de patients pointait déjà en 2012, que les bénéfices attendus en termes de prévention vaccinale, semblaient constituer le noyau central de leurs représentations (Sardy *et al.,* 2012). C'est ce que nous retrouvons ici mais nous pouvons ajouter que cette dimension fonctionnelle serait pilotée par l'ancrage sociologique.

Il sera également intéressant de noter que les éléments de la littérature existants ont permis de classifier les arguments des sceptiques/opportunistes ou opposants/radicaux à la vaccination. Cette classification, rappelons-le, identifie chez les opposants ou radicaux (Floret, 2010 ; Salvadori & Vignaud, 2019) l'argument naturaliste (laisser faire la nature), l'antivaccinisme religieux (le destin et la volonté de Dieu justifient les maladies), l'argument alterscientifique (absence d'intérêt scientifique à la vaccination) et l'argument politique/le Big pharma (la vaccination est aussi une affaire politique et économique). Ils correspondent aux arguments retrouvés dans la sous-dimension fonctionnelle/descriptive des sujets ayant un ancrage post-moderne dont le degré de certitude face à l'efficacité vaccinale est plus faible, voire nul (figure 7).

Concernant les sceptiques ou opportunistes (Floret, 2010 ; Salvadori & Vignaud, 2019), la littérature nous indique qu'ils pointent les effets secondaires, les traitements naturels, les scandales médicaux, qu'ils veulent une réflexion sur l'efficacité des vaccins et que des situations propres peuvent participer à leur hésitation. Auront pu y être classés, les sujets avec un ancrage moderne pointant les effets secondaires et/ou une situation propre (figure 7), les ancrages post-modernes avec un degré de certitude plus important mais pointant un manque de confiance et/ou une situation propre (figure 7), et également des sujets ayant un ancrage post-moderne avec un degré de certitude plus faible, correspondant à ceux évoqués précédemment (figure 7).

Pour autant, il est intéressant de voir au travers de cette analyse, que les sujets classés d'opposants ou d'antivax dans la littérature, et assimilés à des radicaux opposés à la médecine allopathique, correspondent à ceux, au sein de notre étude, qui se disent méfiants face à la vaccination en général, qui ne veulent pas se faire vacciner et qui ne souhaitent pas changer d'avis. Nous aurions pu nous attendre à y trouver uniquement des sujets avec des ancrages post-modernes très enracinés, dont le centre de gravité est totalement déporté sur cet ancrage (avec 0 % d'adhésion à l'ancrage moderne et à la norme). Cependant, il est apparu dans notre analyse qu'ils correspondent à la fois à ce profil d'enracinement (peu nombreux dans l'étude, 13 sujets uniquement), mais également majoritairement à des sujets possédant des enracinements plus modérés et plus faibles, dont le centre de gravité est donc moins éloigné du centre de gravité de l'ancrage moderne et de la norme scientifique, voire à égalité pour un certain nombre d'entre eux. En revanche, il semble que leur ancrage soit couplé prioritairement à des registres de valeurs épistémiques plus enracinés. En conséquence, le registre épistémique enraciné couplé à l'ancrage post-moderne semblerait plus déterminant dans le positionnement des sujets antivax radicaux, qu'un rejet de la médecine conventionnelle.

Par ailleurs, déjà en 2017, la littérature nous indique (Amin *et al.*, 2017) que les parents hésitants ou s'opposant face à la vaccination pour leurs enfants, ont des valeurs morales qui semblent clairement associées à cette hésitation vaccinale. Les parents ayant une hésitation modérée face à la vaccination expriment deux fois plus la valeur pureté, et ceux qui hésitent fortement expriment deux fois plus à la fois cette même valeur et la valeur liberté. Ces données sont en corrélation avec notre analyse et semblent certainement liées aux ancrages sociologiques et aux registres de valeurs éthiques mobilisés (justice *vs care*).

Perspectives

Afin de diminuer la méfiance vaccinale, au regard de cette analyse exploratoire, il apparaît que contextuellement au COVID-19 :

-le recul face à la vaccination à ARN et à ses effets secondaires pourrait avoir une influence sur certaines méfiances des sujets avec ancrages modernes et post-modernes.

-pour certains sujets post-modernes, le développement de vaccins selon les anciennes techniques (virus atténué etc...) serait plus rassurant et pourrait lever certaines méfiances, mais également si les vaccins étaient produits sans adjuvants, s'ils n'étaient pas produits par des industries privées ou encore si des études des effets secondaires sur du long terme étaient réalisées et présentées.

-pour d'autres sujets à ancrage-postmoderne méfiants, la certitude ou la preuve de rendre malade les autres s'ils ne sont pas vaccinés, pourrait les conduire à changer d'avis tout en conservant leur méfiance ; mais également si cela devient une nécessité pour voyager.

-plus fondamentalement la méfiance vaccinale ne pourrait être levée complètement que pour les sujets à ancrage moderne qui l'expriment, mais pas réellement pour les sujets à ancrage post-moderne méfiants, puisque leur ancrage pointe les limites de la science et de la médecine conventionnelle.

Prolongement

Cette étude exploratoire, si elle était confirmée, irait dans le sens des résultats publiés précédemment (Di Scala, 2020) concernant l'analyse des représentations des scientifiques au sujet de l'homéopathie. Elle montrerait que l'ancrage sociologique moderne vs post-moderne et les registres de valeurs, pourraient être déterminants dans le positionnement des individus sur des sujets de société et de science, tels qu'ici la vaccination ou encore l'homéopathie dans l'étude précédente.

PARTIE 2: SYNTHETIC ANALYSIS ACCESSIBLE TO THE GENERAL PUBLIC (english)

Chapter I - INTRODUCTION

This exploratory study is part of the HOMEOCSS societal research project (www.projet-homeoccs.com) and follows a request for collaboration in December 2020, from the COVID 3S project led by Prof. François Gueyffier of the University of Lyon 1. The objective of this collaboration is to carry out a societal analysis of the disincentives to vaccination, particularly COVID vaccination. This work presents a study of the social representations of the general public on vaccination in general and anti-COVID vaccination in particular. Social representations correspond to the vision that an individual has of a subject or an object. The theory of social representations started in 1961 with the work of Serge Moscovici. "Representations are a set of opinions, information, values and beliefs about a particular object" (De Carlos, 2015, p. 34). An analysis of these representations, therefore, helps to understand what reasons can lead a person to form a certain point of view on a subject. This study will focus on the representations of the general public about vaccination, a controversial subject in the public space. The challenge will be to better understand what determines the positioning of each person regarding vaccination, by crossing the sociological anchoring and the registers of values mobilized with the positioning of each person (Di Scala, 2020), by making the hypothesis of a system of representations common to the previously studied homeopathy object.

It seems interesting to observe that this societal controversy has accompanied "the formation of modern states since the late eighteenth century" (Salvadori & Vignaud, 2019, p. 308). It seems to be amplified publicly during medical scandals, "when diseases visibly regress and public authority knows how to act diplomatically, antivax opinion decreases" (Ibid., p. 301).

Floret (2010) indicates that the general public is generally in favor of vaccination, but that vaccine adherence seems to decrease with age, and seems to be better among men than women. However, it appears that different sociological studies go in contradictory directions on this subject, with some defining the typical profile of the antivaxer as "a 50-year-old man with low income and education" and others as "a woman, of average age, income, and educational level" (Salvadori & Vignaud, 2019, p. 304).

Concerning the barriers or resistance to vaccination, the literature shows coinciding origins: real side effects, coincidences between vaccination and triggered diseases, published scientific studies with biases, court decisions that are sometimes difficult to understand (Floret, 2010, Myotte-Duquet, 2018; Salvadori & Vignaud, 2019; Rudelle, 2020).

The study of patients' and doctors' representations shows, as a result, that a certain number of them fear side effects and that they do not have complete trust in vaccination (Myotte-Duquet, 2018). It also appears that some of them are distrustful of the pharmaceutical industry, which is said to have economic interests that take precedence over health. The expected benefits in terms of prevention, moreover, seem to constitute the central core of their representation (Sardy et al., 2012). Personal experiences also seem to fuel this mistrust of vaccination (Rudelle, 2020). Floret (2010) classifies the population that is not in favor of or reserved about vaccination into two categories: "skeptics" and "opponents". Salvadori & Vignaud (2019) will classify them similarly as "opportunists" and "radicals". Their definitions are similar, except that the "opportunists" are skeptics who denounce toxicity after a tragedy that affects them or a current event. Otherwise, they all tend to be supporters of alternative medicine, the "skeptics" or "opportunists", wanting discussions on vaccine strategies, side effects, vaccine efficacy and safety. As for the "opponents" or "radicals", they put forward religious, philosophical or ideological motives, they seem to be declared opponents of allopathic medicine. Moreover, they are sensitive to the violation of individual liberties, conspiracy theory and believe that vaccination is ineffective. Salvadori & Vignaud (2019) will then define in their book four main arguments that seem to cross the ages regarding antivax: the naturalistic argument (let nature do its thing), the religious antivaccinism (fate and God's will justify diseases), the alterscientific argument (lack of scientific interest in vaccination) and the political/big pharma argument (vaccination is also a political and economic affair).

Societal and sociological evidence attempts to explain vaccine hesitancy. *Amin et al,* 2017, showed that certain moral values appear to be clearly associated with vaccine hesitancy. The moral values purity vs. degradation, freedom vs. oppression, and protection vs. harm were analyzed when faced with parents concerned about vaccinating their children. Parents with moderate hesitation about vaccination expressed twice as much the value of purity, and those with strong hesitation expressed twice as much both this same value and the value of freedom. Other studies point instead to the lack of information among lay people. *Rudelle,* 2020, tells us that information must be conveyed to the hesitant patient in the best way, at the best time, and of the best quality possible. *Myotte-Duquet,* 2018, points to the need for optimized communication and the development of new modes of administration that could make vaccination sustainable. However, *Ward & Peretti-Watel* (2020), point out the limits of the information deficit model (Public Understanding of Science), residing in its inability to integrate the social and cultural dimension of cognition.

Regarding the anti-COVID vaccination, it appears that it is following in the footsteps of all the vaccination controversies. The first IPSOS poll of September 4, 2020 indicates that 59% of French people are ready to resort to a possible vaccine. 20% say they are vehemently opposed to it. At the same time, at the global level, 74% of respondents indicate that they are ready to use a vaccine against COVID. According to the survey, France is among the countries with the lowest intention to use the vaccine.

If we follow the vaccination intentions according to the IPSOS survey, we can observe an evolution: from 59% in September 2020, the intention will increase to 54% in October 2020, then to 40% in December 2020 and back up to 57% in January 2021.

The reasons given were firstly fear of side effects, then doubt about the effectiveness of the vaccine, then opposition to vaccines in general and finally not feeling threatened enough by the Covid-19.

A survey was launched on February 17, 2021 by the Economic, Social and Environmental Council, in order to collect the opinion of French citizens regarding the possible implementation of a vaccine passport. The results are to come.

Chapter II - METHODOLOGY

To analyze social representations, a questionnaire was offered to the general public between January and February 2021, for which 284 answers were obtained. "The questionnaire remains at present the most used technique in the study of representations. The questionnaire makes it possible to introduce the fundamental quantitative aspects into the social aspect of a representation: [...] recent methods of analysis reinforce the privileged place of the questionnaire" (Abric, 2011). In compliance with the European data protection regulation RGPD applicable since May 25, 2018, when submitting the questionnaires, a request for consent concerning the anonymity of the data was previously submitted in order to have the agreement of the interviewed subjects.

This questionnaire was disseminated through the INSPE of Dijon, through the website of the COVID3S project in Lyon, on the website of the HOMEOCSS project, on social networks via various contacts and it was sent to an association promoting homeopathy.

This questionnaire included ten questions, concerning its first part, detailed below (the second part will be the subject of a later publication and concerned the influence of the media sphere):

-The first two questions asked about distrust or not, towards vaccination in general and anti-COVID vaccination in particular, and to know the arguments developed.

-The next four propositions allowed us to define the degree of adherence of the respondents (in percentages) to the modern or post-modern sociological anchoring, as well as their degree of adherence to the scientific and pharmacological standard on the one hand, and to the value of a medicine without side effects that takes better account of the individual, on the other hand. The challenge will be to define the existence of a center of gravity on the modern/standard anchorage or on the post-modern/value anchorage, depending on the subjects.

-The following two propositions have made it possible to define the degree of adherence (in percentages) of the respondents to the ethics of justice or the ethics of care, with regard to care. The challenge will be to define the existence of a center of gravity on one or the other ethics.

-Finally, the last two propositions have made it possible to define the degree of adherence (in percentages) of the respondents concerning the vision they have of the opponents of vaccination, either by seeing them as being in a belief (mystical register), or by seeing them as pointing out the limits of science and wanting it to evolve differently (epistemic register). The challenge will be to define the existence of a center of gravity on one or the other register.

The proposals of the questionnaire were based on the work previously carried out on the analysis of scientists' representations of homeopathy (figure 1). Indeed, it appeared in the previous analysis that these anchors, norms and values, preceded the homeopathy object studied and could be applied to other objects, and to other audiences. The object of study, vaccination, is also subject to societal controversy and the literature also associates vaccine hesitation with subjects who are rather followers of natural medicines. It therefore seemed relevant to test this hypothesis.

The challenge in this analysis will therefore be to cross-reference the ethical, mystical and epistemic registers with the mistrust or otherwise of vaccination.

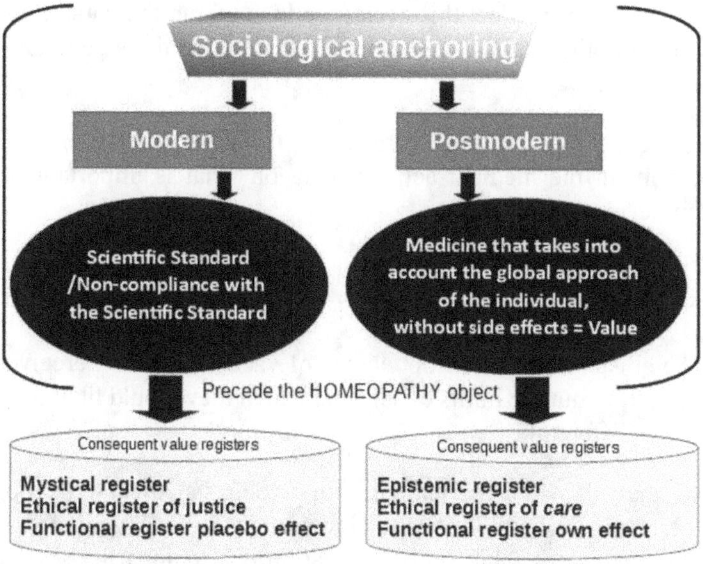

Figure 1: Synthetic diagram of conclusion - link between sociological anchors/standard and value/registers of values within social representations - extract, Di scala, 2020, p. 35, L'Harmattan.

We can recall, based on the previous analysis work (Di scala, 2020), the following definitions that helped establishing the proposals of the questionnaire:

-The modern sociological anchorage: it focuses on the benefit/risk balance within society.

-Post-modern sociological anchoring: focuses on the limits of science and conventional medicine.

-The norm: it corresponds to the scientific and pharmacological norm.

-The value: it corresponds to the value of a medicine without side effects that takes better account of the individual.

-The ethics of justice: this corresponds to taking the patient into account in the medical act, focusing on what is fair and equitable for him/her.

-The ethic of care: this corresponds to taking the patient into account in the medical act, focusing on what is important for him/her.

-The mystical register: the opponents of vaccination are perceived as being in a belief.

-The epistemic register: opponents of vaccination are perceived as pointing out the limits of science, which they would like to see evolve differently.

The analysis will use a qualitative approach, statistical tools (box plot, analysis of similarities) and in particular the Chi-square test of homogeneity. This statistical test aims at comparing several observed distributions to theoretical distributions within the sample.

Chapter III - ANALYSIS

A. Profile of the study sample

It is important to note at the outset that the sample studied is not necessarily representative of the population, in terms of age, gender, level of education and field of study. This analysis is intended to be qualitative, not quantitative and population-based. However, the distributions of subjects according to different variables will be studied quantitatively, taking into account the overall distribution within the sample, in order to define whether certain variables are very significantly related to vaccine decision making. The variables identified as highly significant may therefore suggest that they could be so on a population basis, and will therefore invite further studies on this subject and in this direction, in order to confirm these results.

The population sample studied includes 284 answers from individuals, whose various levels of education are represented, ranging from high school to university level. However, the distribution is centered on a level between Bac and Bac + 5.

The scientific fields of study are more represented, followed by "other" fields of study, and then by the humanities and social sciences (SHS). Individuals who have followed a literary course of study are less numerous than those who have not followed a course of study.

This sample contains a large majority of female respondents, more than 200 out of 284 responses.

The respondents come from different French departments, the most represented being the departments close to the place where the questionnaire was distributed: Côte-d'Or (21) and Saône et Loire (71).

B. The variables of education level, field of study, gender and age

It appears from this analysis and from our sample, with regard to Chi-square statistical tests of homogeneity, that the variables, levels of education, fields of higher education, and gender, do not have any influence on the position regarding vaccination.

Concerning the age factor, we can observe that the distribution of the subjects according to their position, distrustful or not distrustful, shows different interquartile ranges and different age means and medians, in particular between the "yes, I am distrustful" (mean = 62.6 years, standard deviation = 13 years, SEM = 1.05 years) and "no, I am not distrustful" (mean = 46.1 years, standard deviation = 16 years, SEM = 1.93 years). The subjects would appear younger according to the "no, I am not suspicious" positioning, compared to the "yes, I am suspicious" positioning. The deviations from the mean (SEM) are different, even though the calculated standard deviations overlap with respect to the age differences in the distribution of each group. These data indicate a possible difference in positioning by age. However, a methodological bias cannot be ruled out, as respondents from the homeopathy promotion association potentially have a higher average age than the average age of respondents from the social networks, which could generate this apparent age difference.

It is also interesting to see that in the literature, age, gender and level of education, attributed to the profile of the individual with vaccine hesitancy, remain contradictory according to sociological analyses (Salvadori & Vignaud, 2019, pp. 303-304). Some of them also indicate, as seems to be the case in our sample, that vaccine hesitancy grows with age (Floret, 2010).

C. Do modern and post-modern anchors influence vaccine hesitancy?

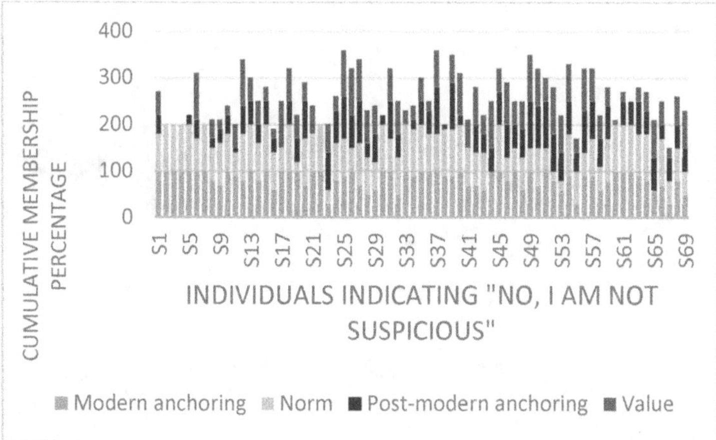

Figure 2: Cumulative endorsement percentages of individuals indicating "No, I am not suspicious" regarding the four propositions defining anchoring (from the bottom): modern anchoring/standard/post-modern anchoring/value, n = 69.

Figures 2, 3 and 4 show, cumulatively by individual, the percentages of support for the four propositions concerning the modern/post-modern and norm/value anchors. First of all, it can be observed that the vast majority of individuals have a relative degree of support for each of the propositions, whether or not they have a general mistrust of vaccination.

5 subjects out of 69 (Figure 2) of those who indicate "no, I am not suspicious", have a degree of adherence only to the two propositions concerning modern anchoring and the norm. They would be described in the literature as rejecting natural medicines.

13 subjects out of 154 who indicated "yes, I am distrustful" had a degree of adherence only to the two propositions concerning post-modern anchoring and value (Figure 3). They would qualify in the literature as rejecting allopathic or conventional medicine.

1 subject out of 61 (Figure 4) of those who indicated "I am sometimes suspicious", had a degree of adherence only to the two propositions dealing with post-modern anchoring and value.

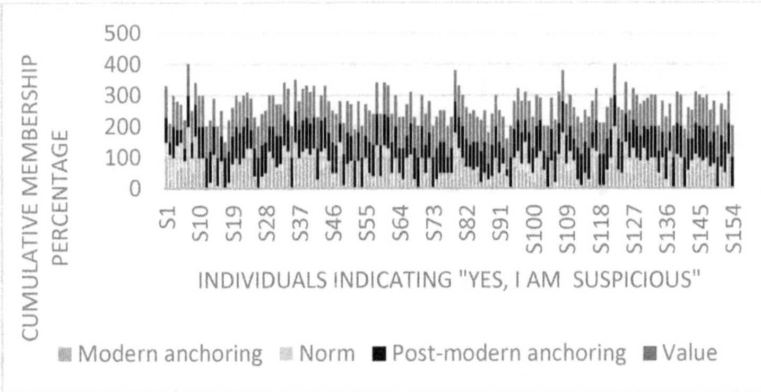

Figure 3 : Cumulative endorsement percentages of individuals indicating "Yes, I am suspicious" regarding the four propositions defining anchoring (from the bottom): modern anchoring/standard/post-modern anchoring/value, n = 154.

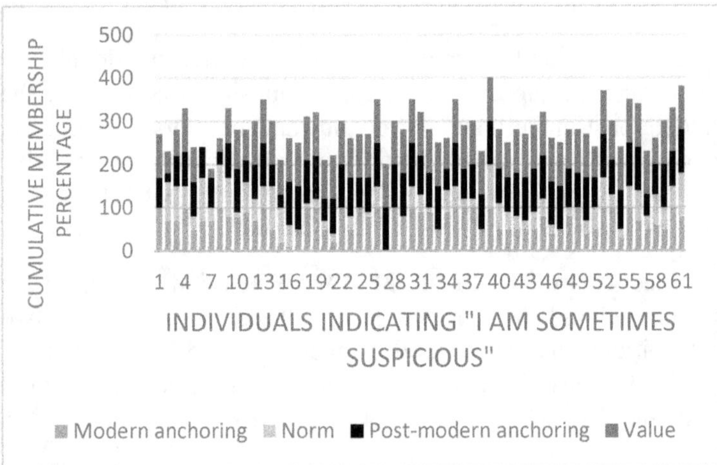

Figure 4 : Cumulative endorsement percentages of individuals indicating "I am sometimes suspicious" regarding the four propositions defining anchoring (from the bottom): modern anchoring/standard/postmodern anchoring/value, n = 61.

The majority of the subjects surveyed saying "No, I am not suspicious"; have a center of gravity defined primarily around the modern anchor and norm (Figure 2). Subjects saying "Yes, they are suspicious"; have a center of gravity defined primarily around the post-modern anchor and value (Figure 3).

	NO	YES	SOMETIMES
Modern anchoring	45	1	7
Post-modern anchoring	10	137	40
Undetermined	14	16	14

Table I: Distribution of subjects according to their modern/standard, postmodern/value, and indeterminate anchors based on their positioning toward their distrust of vaccination in general, n = 284.

By statistically analyzing the repartition of post-modern/value anchors within the sample, with regard to their positioning towards vaccination in general (Table I), a Chi-square of homogeneity confirmed that this distribution is very significantly different between subjects who say "no, I am not suspicious", and those who say "yes, I am suspicious" (Qc>>Kddl0.05). On the other hand, the distribution of the anchors facing the "I am sometimes distrustful" position follows the initial distribution of the sample and does not seem significant according to the homogeneity chi2. It is therefore mainly with a post-modern/value anchor because post-modern subjects are more numerous in our sample. It will also be interesting to note that indeterminate anchors were defined. The latter would have needed to be subjected to semi-structured or narrative interviews in order to better identify their modern or post-modern profile. However, we can observe that the distribution of these indeterminate profiles is not significantly different according to positioning.

It should be noted that these distributions and proportions are not necessarily representative of the real proportions, however these data, in view of their very high significance within the sample, invite a population-based statistical study to define the real distributions according to anchorage.

In conclusion, norm-centered modern and value-centered postmodern sociological anchors appear to have a significant influence on vaccination positioning. Modern anchors are predominantly non-distrustful and post-modern anchors are predominantly distrustful. However, we can find modern anchors with distrust and post-modern anchors without distrust. It will therefore be important to understand the qualitative reasons for this later on. These results, based on the hypothesis of a system of representations common to the homeopathic object, will nevertheless have to be verified and confirmed by means of further qualitative and quantitative analyses.

D. Do the registers of ethical, mystical and epistemic values have an influence ?

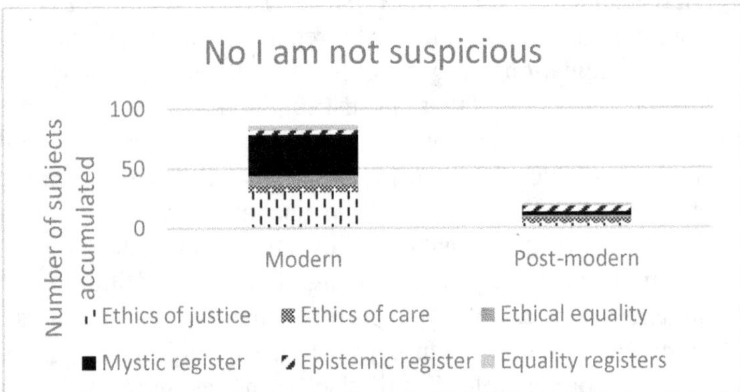

Figure 5 : Cumulative number of subjects indicating "No I am not suspicious," by modern/standard or postmodern/value anchor, and expressing the registers ethics of justice/ethics of care, mystical/epistemic, or an equality of ethics or equality of registers (mystical and epistemic), n = 69.

This qualitative analysis highlights that individuals with a modern/standard anchorage significantly and predominantly mobilize the registers, ethics of justice (consideration of the patient centered on the just and equitable) and mysticism (seeing the opponents of vaccination in a belief). Individuals with a modern/standard anchor are predominantly non-trusting (Figure 5).

On the other hand, it appears that individuals with a post-modern/value anchoring significantly and predominantly mobilize the ethical registers of care (taking into account the patient centered on what is important for him) and epistemic (seeing opponents to vaccination as pointing out the limits of science). Individuals with a post-modern/value anchor are predominantly distrustful (Figure 6).

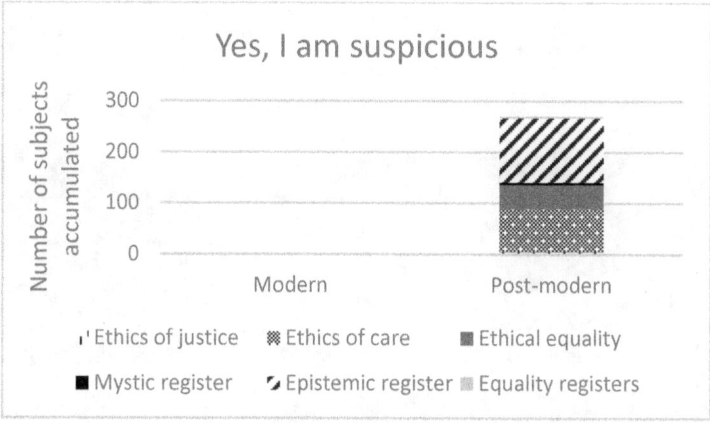

Figure 6 : Cumulative number of subjects indicating "Yes, I am distrustful," by modern/normative or postmodern/value anchor, and expressing the registers ethics of justice/ethics of care, mystical/epistemic, or an equality of ethics or equality of registers (mystical and epistemic), n = 154.

In conclusion, the ethical value register of justice coupled with the mystical register are significantly related to vaccine mistrust and modern/standard anchoring. The ethical register of care coupled with the epistemic register, are significantly related to vaccine distrust and post-modern/value anchoring. These results, based on the hypothesis of a system of representations common to the homeopathic object, will nevertheless have to be verified and confirmed by further qualitative and quantitative analyses.

Chapter IV - CONCLUSION

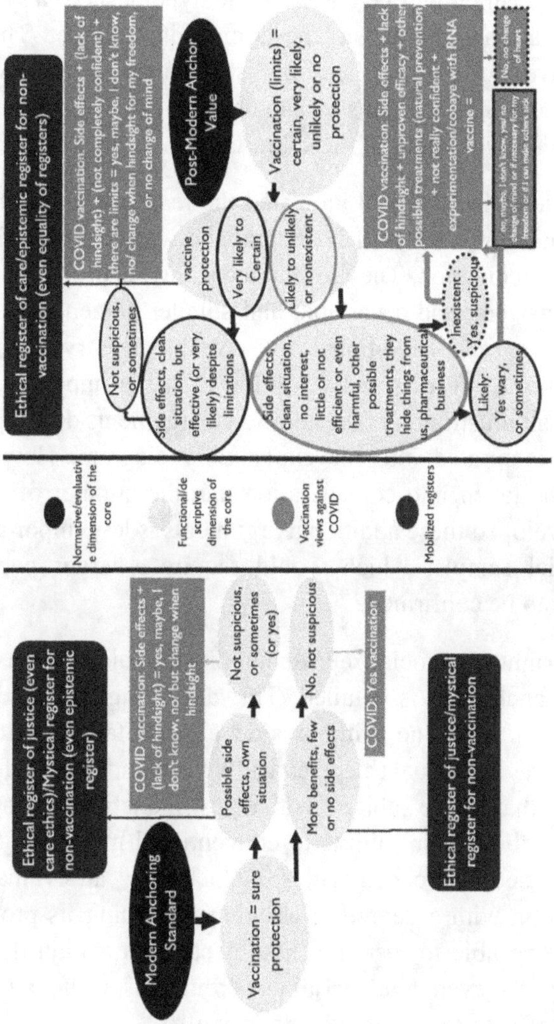

Figure 7 : Explanatory diagram presenting the opposing social representations on the subject of vaccination. On the right, the representations of the subjects centered on a post-modern anchoring and the value of a medicine without side effects taking better account of the individual. On the left, the subjects' representations centered on a modern anchoring and the scientific/pharmacological norm.

By crossing the sociological anchors, the registers of values and the arguments developed by the subjects interviewed, an explanatory diagram of the representations can be proposed (figure 7), which will be based on the hypothesis of a system of representations common to the homeopathic object. The latter will have to be verified by subsequent qualitative and quantitative analyses. This explanatory scheme must therefore be considered in the light of these limitations.

The subjects interviewed indicated the reasons that led them to be or not to be distrustful in general and with regard to the anti-COVID vaccination. They responded using the proposed closed-ended answers, and a variable and smaller percentage of them wished to add additional or complementary qualitative information. These speeches, grouped in the appendices, will serve as an illustration of the additional arguments developed and will be integrated into the explanatory diagram. However, it should be taken into consideration that the number of subjects who developed these additional arguments is less important than the initial sample, which would require a larger population analysis to be confirmed.

On the right, the social representation of subjects with a post-modern anchorage is detailed. This anchoring is linked to the value of a medicine without side effects, taking better into account the individual (black oval). We can understand, from the analysis, that all the subjects with a post-modern anchorage, will point out the existing limits to conventional medicine. We can therefore see, associated with this anchoring, an evaluation of vaccination with a degree of certainty regarding its protection. We will be able to distinguish subjects with a high degree of certainty, or even total certainty, from those who will see a relative effectiveness, or even none at all.

Those for whom the degree of certainty is high, or even total, will correspond to the profiles of non-distrustful or sometimes distrustful subjects, even if they point out the possible existence of side effects and the limits of conventional medicine, they will indicate that the benefit/risk balance is in favour of vaccination and will be able to indicate that they have confidence in medicine to treat them correctly. These subjects will want to be vaccinated against COVID. However, if they feel that there is a lack of hindsight and they are not completely confident, or if their own situation contraindicates or does not require vaccination, they will either hesitate or not want to be vaccinated. In this case, some will not want to change their minds, and others will do so to return to their previous life. Qualitatively, these post-modern profiles seem to be more associated with value registers tending towards the ethics of justice or the mystical register, or towards an equality of ethics and registers.

-For subjects with a post-modern background, whose degree of certainty is more relative (or even nil) with regard to the effectiveness of vaccine protection in general, the functional dimension of the core is associated with additional arguments: lack of interest or limited interest in vaccination, or even a vaccination that may be harmful, other possible natural treatments, things that are hidden from us about the contents of vaccines, and pharmaceutical business. Depending on whether the subjects evaluate the vaccination as having little or no effectiveness, the choice on the anti-COVID vaccination will differ. We will find opponents of the anti-COVID vaccination who indicate that they do not want to change their minds, mainly among subjects who believe that the efficacy is almost non-existent, or that vaccines are harmful. They added the lack of hindsight and the feeling of a global experiment in which they were guinea pigs. Subjects with a low but not zero degree of certainty about vaccine efficacy in general will either not want to be vaccinated against COVID for equivalent reasons, or will hesitate to do so despite equivalent reasons. Some will say they will not change their minds, others will say they will change if it is mandatory to regain their freedom or if they think they are making others sick. The value registers associated with these profiles are mainly centered on the ethics of care and the epistemic register.

On the left, the social representation of subjects with a modern anchorage is detailed. This anchoring is linked to the scientific and pharmacological norm (black oval). We can understand, from the analysis, that all the subjects with a modern anchorage, will not point out any limits to conventional medicine, but will put forward the benefit/risk balance. Concerning vaccination, we can therefore see an evaluation of vaccination as effective with regard to the normative framework. Subjects who nevertheless point to the existence of possible significant side effects will be distinguished from those who see very few, if any.

-Subjects with a modern anchor seeing possible important side effects and/or whose own situation contraindicates or does not require vaccination, will correspond to unsuspecting or sometimes distrustful individuals in general. They will want to be vaccinated against COVID. However, when coupled with an assessment of a lack of hindsight, they will hesitate but indicate that they will change their minds when they know more. These topics, while generally associated with registers related to anchoring (ethics of justice and mystical register), are more associated with value registers - ethics of care, epistemic register or equality of ethics and registers.

-Subjects with a modern anchor who see no, or almost no, possible significant side effects will correspond to the unsuspecting subjects who will want to be vaccinated against COVID. These subjects are all associated with the ethics of justice and the mystical register.

It should be noted that the literature associates vaccine hesitancy with subjects who are followers of natural medicines, which is consistent with the results of our analysis and in fact linked to the post-modern anchoring centered on the value of a medicine without side effects that takes better account of the individual.

It should also be noted that a study of the literature on the representations of doctors and patients already pointed out in 2012 that the expected benefits in terms of vaccine prevention seemed to constitute the central core of their representations (Sardy et al., 2012). This is what we find here, but we can add that this functional dimension would be driven by the sociological anchoring.

However, it is interesting to see through this analysis that the subjects classified as opponents or anti-vax in the literature, and assimilated to radicals opposed to allopathic medicine, correspond to those, within our study, who say they are distrustful of vaccination in general, who do not want to be vaccinated and who do not wish to change their minds. We might have expected to find only subjects with deep-rooted post-modern anchors, whose center of gravity is totally shifted to this anchor (with 0% adherence to the modern anchor and the norm). However, it appeared in our analysis that they correspond both to this rootedness profile (few in number in the study, only 13 subjects), but also mostly to subjects with more moderate and weaker rootedness, whose center of gravity is therefore less distant from the center of gravity of the modern anchor and the scientific norm, or even equal for a certain number of them. On the other hand, it seems that their anchoring is coupled primarily to more deeply rooted registers of epistemic values. Consequently, the rooted epistemic register coupled with the post-modern anchoring would seem to be more decisive in the positioning of radical anti-vax subjects than a rejection of conventional medicine.

Outlook:

In order to reduce vaccine distrust, in light of this exploratory analysis, it appears that contextually to COVID-19:

-the hindsight of RNA vaccination and its side effects could have an influence on certain distrusts of subjects with modern and post-modern anchors.

-For some post-modern subjects, the development of vaccines according to the old techniques (attenuated virus etc...) would be more reassuring and could remove some of the mistrust, but also if the vaccines were produced without adjuvants, if they were not produced by private industries or if studies of the side effects over the long term were carried out and presented.

-For other subjects with post-modern roots, the certainty or proof of making others sick if they are not vaccinated could lead them to change their minds while maintaining their distrust; but also if it becomes a necessity for travel.

-More fundamentally, vaccine distrust could only be completely lifted for those subjects with a modern anchor who express it, but not really for those subjects with a distrustful post-modern anchor, since their anchor points to the limits of science and conventional medicine.

Extension:

This exploratory study, if confirmed, would be in line with previously published results (Di Scala, 2020) concerning the analysis of scientists' representations of homeopathy. It would show that the modern vs. post-modern sociological anchoring and the registers of values could be determining in the positioning of individuals on social and scientific subjects, such as vaccination or homeopathy in the previous study.

PARTIE 3 : ANALYSE DE RECHERCHE DÉTAILLÉE

Chapitre I

INTRODUCTION

Cette étude exploratoire s'intègre dans le projet de recherche sociétale HOMEOCSS (www.projet-homeoccs.com) et fait suite à une sollicitation de collaboration en décembre 2020, de la part du projet COVID 3S dirigé par le Pr François Gueyffier de l'université de Lyon 1. L'objectif de cette collaboration est de procéder à une analyse sociétale sur les freins à la vaccination, notamment la vaccination anti-COVID. Dans ce cadre, un questionnaire contenant deux parties a été produit par certains membres du projet HOMEOCSS, afin de croiser leurs réflexions issues du projet portant sur la controverse de l'homéopathie à celle de la controverse sur la vaccination. Deux membres, Dr Sébastien Malpel et Dr Sophie Demonceaux, ont construit la partie 2 du questionnaire portant sur l'influence de la sphère médiatique dans la prise de décision sur la vaccination anti-COVID. Accompagnés du Dr Guy Lévêque, ils ont analysé cette seconde partie qui sera publiée prochainement dans un autre article/ouvrage. La première partie a été construite et analysée par le Dr Emmanuella Di Scala, elle fait suite aux analyses réalisées sur l'OBJ5 (portant sur l'étude des scientifiques) dans le cadre de la controverse sur l'homéopathie (Di Scala, 2020). L'enjeu a été d'étudier les ancrages sociologiques et les registres de valeurs dans la prise de décision du grand public sur la vaccination, en faisant l'hypothèse d'un système de représentations commun avec l'objet homéopathie étudié précédemment. C'est donc cette partie qui sera présentée dans cet ouvrage.

Ce travail repose sur une étude des représentations sociales de participants issus du grand public, au sujet de l'objet « vaccination », objet de controverse socio-scientifique. L'objectif sera de définir si la dimension normative/évaluative et les ancrages sociologiques associés, retrouvés dans l'analyse des scientifiques s'opposant sur l'homéopathie, sont également déterminants dans la controverse au sujet de la vaccination. L'enjeu sera, par ailleurs, de mieux comprendre la dimension fonctionnelle/descriptive de la représentation qui oriente qualitativement la prise de décision de chacun face à la vaccination, et notamment la vaccination anti-COVID.

A. Notion de représentations sociales

La théorie des représentations sociales date de 1961 et des travaux de Serge Moscovici. Ses travaux ont été complétés par les travaux d'Abric (2011) sur la nature du noyau central de la représentation. Il a en effet enrichi le cadre théorique en montrant que la représentation est composée d'un noyau central ou système central et d'éléments périphériques. « Les représentations sont un ensemble d'opinions, d'informations, de valeurs et de croyances sur un objet particulier » (De Carlos, 2015, p. 34). Il découle de cette théorie structurale que deux représentations sociales sont différentes si elles n'ont pas le même noyau, une représentation sociale se construisant dans un processus historique.

Le système central a deux fonctions : une fonction génératrice qui donne à la représentation sa signification et une fonction organisatrice dans la mesure où il pondère chaque élément de la périphérie et détermine la nature des liens entre ces éléments. Tous les éléments du système central ne sont pas identiques, car on y distingue les « prioritaires » des « adjoints » en fonction de leur « inconditionnalité » (De Carlos, 2015). Les premiers étant inconditionnels, les seconds prenant leur valeur par adjonction aux premiers (Flament & Rouquette, 2003). Les « prioritaires » portent le sens de la représentation, sa définition minimale, ils ont donc une valeur symbolique très forte ce qui explique que tous les autres s'y associent (Moliner, 1993). « Les éléments du système périphérique sont plus flexibles et servent d'interface entre le système central et la réalité. Ils sont conditionnels et matérialisent les formes les plus fréquentes de la représentation » (De Carlos, 2015, p. 48). Ils sont en prise directe avec la réalité.

Le noyau central possède deux dimensions (De Carlos, 2015) :

-Une dimension normative ou évaluative : les éléments centraux sont constitués par une norme, une valeur sociale, un stéréotype ou une attitude dominante envers l'objet de la représentation.

-Une dimension fonctionnelle ou descriptive : les éléments centraux sont ceux qui concernent directement la réalisation d'une tâche.

Cette étude aura pour enjeu de définir un schéma des représentations sociales des participants étudiés afin d'en identifier le noyau central, ses deux dimensions ainsi que les éléments périphériques en prise avec la réalité sur l'objet vaccination et qui sont à l'interface avec le noyau de la représentation.

La notion des représentations sociales s'intègre dans la théorie de la pensée sociale (Rouquette, 1973). Les représentations sociales trouveraient leur justification dans l'idéologie définie par les croyances, valeurs, normes, thêmata. L'idéologie serait le niveau le plus stable et transversal au groupe. Par ailleurs, la représentation sociale semble se structurer à travers deux processus que sont l'objectivation et l'ancrage. D'après Moscovici, l'objectivation est définie comme le phénomène permettant de s'approprier et d'intégrer les connaissances relatives à l'objet et l'ancrage consisterait à enraciner socialement la représentation et son objet dans le système de valeurs du sujet. « Le phénomène d'ancrage s'opère de façon différente selon les groupes sociaux. La culture et les valeurs propres à un groupe font qu'un objet social ne sera pas intégré de la même manière et qu'il prendra une forme spécifique pour un groupe » (De Carlos, 2015, p. 45).

Les modèles d'étude des représentations se font essentiellement au travers de trois orientations théoriques dotées de moyens méthodologiques : le modèle sociogénétique (approche anthropologique par étude monographique, par questionnaires et analyse documentaire), le modèle socio-dynamique (approche d'analyse multidimensionnelle et analyse factorielle des correspondances) et le modèle structural (permettant d'accéder au contenu de la représentation). Notre étude mobilisera les trois approches pour conduire l'analyse de ses données. L'étude par questionnaire, une analyse qualitative structurale et une analyse de similitudes nous permettront d'approcher le noyau des représentations sur l'objet vaccination et d'en définir ses deux dimensions.

Deux conditions sont requises d'après la littérature afin qu'une représentation soit dite sociale : la saillance socio-cognitive – d'une part l'objet assure une fonction de concept et occupe un espace récurrent dans les communications, les pratiques – d'autre part il doit exister des pratiques communes au sein de la population (Flament et Rouquette, 2003). On pourra ajouter d'autres conditions telles que l'enjeu lié à l'objet (enjeu identitaire ou de cohésion sociale), la dynamique sociale (objet ayant une valeur pour un groupe) et l'absence d'orthodoxie (connaissances élaborées collectivement) (Moliner, 1993 & 1996). Il apparaît que l'objet vaccination répond à ces deux conditions fondamentales puisqu'il existe bien des pratiques communes au sein de la population et qu'il occupe un espace récurrent dans les communications et pratiques. Il répond également aux conditions supplémentaires, puisque l'objet vaccination est lié à un enjeu de cohésion sociale ou identitaire, qu'il a une valeur pour un groupe populationnel et que les connaissances sur cet objet sont élaborées collectivement. Notre analyse portera donc sur une analyse de représentations dites sociales sur l'objet vaccination.

B. Notion de controverse sociétale

La controverse semble être, pour de nombreux auteurs, un lieu de débat obligatoire structurant les savoirs. Les controverses sont des moments effervescents, nous indique Durkheim (1900). D'où l'intérêt d'analyser ces controverses, comme l'indique Bloor (1991) cité par Pestre (2007, p. 30), « en suivant symétriquement et impartialement les acteurs dans leur fabrication et légitimation d'énoncée ; de le faire de façon non téléologique et en les prenant tous également au sérieux ». « La controverse change de forme à partir du moment où les énoncés circulent dans d'autres arènes. On sort alors de la controverse érudite pour entrer dans le cadre de la controverse publique, de la polémique et de la querelle », nous indique Lilti (2007, p. 18). Mais dans tous les cas elle vise, comme l'affirme Pestre (2007, p. 35), « à une neutralité axiologique vis-à-vis des acteurs et de leurs valeurs ».

Les controverses socio-scientifiques mises en débat peuvent être plus ou moins controversées dans la sphère scientifique et sociétale, mais possèdent toutes un véritable enjeu social impliquant différents acteurs : experts, public, médias. Elles suscitent des débats articulant des connaissances de sciences, des connaissances à propos des sciences, et des considérations éthiques et politiques (Urgelli, 2013). Ce ne sont pas seulement des savoirs rationnels qui sont en jeu ici, mais bien un système de représentations-connaissances. Les acteurs impliqués mobilisent donc des représentations, des valeurs, des intérêts qui s'affrontent et font l'objet des débats et d'un traitement médiatique (Albe, 2006).

Depuis les années 1970, les controverses socio-scientifiques sont étudiées afin d'en comprendre leurs enjeux cognitifs mais également pour mieux comprendre la recherche (Jurdant, 2009). Elles ont également été étudiées afin de définir le rôle central de la communication dans l'émergence, le déploiement et la stabilisation des controverses (Babouard & Mabi, 2015). L'analyse sous une dimension plus éducative a également permis de mettre à jour les procédés discursifs et les rôles sociaux d'élèves en groupe de discussions sur une controverse (Albe, 2006 ; Simmoneaux & Legardez, 2011). La sociologie des débats permet d'entrer dans l'analyse des jeux d'acteurs telle que la sociologie politique, ou encore d'entrer dans une approche d'acteurs-réseaux où sont associés des dispositifs et des processus. Une autre approche sociologique des débats et controverses est basée sur l'étude des jeux d'arguments : c'est la sociologie pragmatique des transformations (Chateauraynaud, 2007). Cette dernière accorde une place centrale à la genèse et au destin des arguments élaborés par les protagonistes et qui prennent forme dans des « arènes », espaces de variation où sont brandis les arguments.

Notre étude se rapprochera de cette approche sociologique en étudiant la genèse des arguments au travers des représentations sociales des protagonistes ciblés, tout en conservant la neutralité axiologique nécessaire.

C. Controverse sociétale sur la vaccination en général et la vaccination anti-COVID

L'objectif de ce paragraphe ne consistera pas à établir un historique bibliographique sur la controverse de la vaccination, puisque ce n'est pas le sujet de cette étude. Il sera cependant important de pointer synthétiquement les dernières données de la littérature existantes sur la controverse au sujet de la vaccination.

Il semble intéressant de noter que cette controverse a accompagné « la formation des Etats modernes depuis la fin du XVIIIe siècle » (Salvadori & Vignaud, 2019, p. 308). Elle semble s'amplifier publiquement lors de scandales médicaux, « lorsque les maladies régressent visiblement et que la puissance publique sait agir avec diplomatie, l'opinion antivax faiblit » (*Ibid.*, p. 301).

Floret (2010) nous indique que le grand public est globalement en faveur de la vaccination mais que l'adhésion vaccinale semble diminuer avec l'âge, et semble meilleure chez les hommes que chez les femmes. Cependant, il apparaît que différentes études sociologiques vont dans des sens contradictoires à ce sujet, certaines définissant le profil type de l'antivax comme étant « un homme de 50 ans à faible revenu et niveau d'études » et d'autres « d'une femme, d'âge, de revenu et de niveau scolaire moyens » (Salvadori & Vignaud, 2019, p. 304).

Concernant les freins ou résistances face à la vaccination, on retrouvera dans la littérature des origines qui coïncident : effets secondaires réels, coïncidences entre vaccination et maladies déclenchées, études scientifiques publiées comportant des biais, décisions de justice parfois difficilement compréhensibles (Floret, 2010, Myotte-Duquet, 2018 ; Salvadori & Vignaud, 2019 ; Rudelle, 2020).

L'étude des représentations de patients ou de médecins montre, en conséquence, qu'ils sont un certain nombre à craindre les effets secondaires et qu'ils n'ont pas une totale confiance en la vaccination (Myotte-Duquet, 2018). Il apparaît également une méfiance de certains d'entre eux à l'égard de l'industrie pharmaceutique qui aurait des intérêts économiques primant sur la santé. Les bénéfices attendus en termes de prévention, semblent d'ailleurs constituer le noyau central de leur représentation (Sardy *et al.,* 2012). Des épisodes personnels vécus semblent également alimenter cette méfiance face à la vaccination (Rudelle, 2020). Floret (2010) classera la population non favorable ou réservée à la vaccination, en deux catégories : « les sceptiques » et « les opposants ». Salvadori & Vignaud (2019) les classeront de façon analogue en « opportunistes » et en « radicaux ». Leurs définitions se rejoignent, si ce n'est que les « opportunistes » seraient des sceptiques qui dénoncent la toxicité après un drame les touchant ou un fait d'actualité. Autrement, ils sont tous plutôt adeptes des médecines alternatives, les « sceptiques » ou « opportunistes », voulant des discussions sur les stratégies vaccinales, sur les effets secondaires, l'efficacité des vaccins et leur sécurité. Quant aux « opposants » ou « radicaux », ils avancent des motifs religieux, philosophiques ou idéologiques, ils semblent être des opposants déclarés à la médecine allopathique. Ils sont par ailleurs sensibles à la violation des libertés individuelles, à la théorie du complot et pensent que la vaccination est inefficace. Salvadori & Vignaud (2019) définiront alors dans leur ouvrage quatre grands arguments qui semblent traverser les âges concernant les antivax : l'argument naturaliste (laisser faire la nature), l'antivaccinisme religieux (le destin et la volonté de Dieu justifient les maladies), l'argument alterscientifique (absence d'intérêt scientifique à la vaccination) et l'argument politique/le Big pharma (la vaccination est aussi une affaire politique et économique).

Des données sociétales et sociologiques tentent d'expliquer l'hésitation vaccinale. Amin *et al.,* 2017, ont montré que certaines valeurs morales semblent clairement associées à l'hésitation vaccinale. Les valeurs morales pureté *vs* dégradation, liberté *vs* oppression, protection *vs* nuisance, ont été analysées face à des parents concernés par la vaccination de leurs enfants. Les parents ayant une hésitation modérée face à la vaccination expriment deux fois plus la valeur pureté *vs* dégradation, et ceux qui hésitent fortement expriment deux fois plus à la fois cette même valeur et la valeur liberté *vs* oppression. D'autres études pointent plutôt le manque d'informations des profanes. Rudelle, 2020, nous indique que l'information doit être transmise au patient hésitant, de la meilleure façon, au meilleur moment et de la meilleure qualité possible. Myotte-Duquet, 2018, pointe la nécessité d'une communication optimisée et du développement de nouveaux modes d'administration qui pourraient pérenniser la vaccination. Cependant Ward & Peretti-Watel (2020), pointent les limites du modèle déficitaire de l'information (Public Understanding of Science), résidant dans son incapacité à intégrer la dimension sociale et culturelle de la cognition.

Concernant la vaccination anti-COVID, il apparaît qu'elle suit les traces de l'ensemble des controverses sur la vaccination. Le premier sondage IPSOS du 4 septembre 2020 indique que 59% des Français sont prêts à recourir à un éventuel vaccin. 20% affirment y être farouchement opposés. Dans le même temps, au niveau mondial c'est 74% des répondants qui indiquent être prêts à recourir à un vaccin anti-COVID. D'après ce sondage, la France fait partie des pays où l'intention de recourir au vaccin est la plus faible.

En suivant les intentions de vaccination selon le sondage IPSOS, on peut y observer une évolution : de 59% en septembre 2020, l'intention passera à 54 % en octobre 2020, puis à 40 % en décembre 2020 pour remonter à 57 % en janvier 2021.

Les raisons évoquées sont en premier lieu la crainte des effets secondaires, puis le doute quant à l'efficacité du vaccin, puis l'opposition aux vaccins en général et enfin le fait de ne pas se sentir assez menacé par la Covid-19.

Un sondage a été lancé le 17 février 2021 par le conseil économique social et environnemental, afin d'avoir l'avis des citoyens français face à la mise en place éventuelle d'un passeport vaccinal. Les résultats sont à venir.

D. Hypothèses de l'ancrage sociologique et des registres de valeurs

L'analyse effectuée dans une étude précédente et publiée en décembre 2020 (Di Scala, 2020), portant sur les représentations de scientifiques au sujet de l'homéopathie, a montré que ces oppositions pouvaient s'expliquer par un ancrage sociologique différent des représentations sociales. D'un côté, nous avons pu identifier un ancrage moderne des représentations de certains scientifiques dont le centre de gravité était positionné sur la norme scientifique et pharmacologique. *A contrario*, un ancrage post-moderne a pu être identifié pour les scientifiques ayant le centre de gravité de leur représentation positionné sur la valeur d'une médecine sans effets secondaires prenant mieux en compte l'individu. Ces ancrages et ces dimensions normatives/évaluatives du noyau de la représentation, sont apparus comme précédant l'objet homéopathie étudié, et pouvant s'appliquer à d'autres objets. Il a également été montré que cette norme et cette valeur sont bien présentes chez chacun mais qu'elles sont ordonnées différemment avec un usage qui diffère. La vaccination et ses oppositions pourraient donc être un objet lié à ces ancrages et dimensions normatives/évaluatives. D'autre part, il a été mis en évidence des registres de valeurs mobilisés conséquents aux différents ancrages. Concernant l'ancrage moderne centré sur la norme scientifique, les registres éthique de la justice, mystique et fonctionnel par effet placebo, ont été identifiés. Pour l'ancrage post-moderne centré sur la valeur d'une médecine sans effets secondaires prenant mieux en compte l'individu, ce sont les registres éthique du *care*, épistémique et fonctionnel par action propre (avec des degrés de certitude : certaine, probable ou non exclue), qui ont été identifiés. L'objet vaccination pourrait également mobiliser ces registres conséquents à l'ancrage, avec probablement un registre fonctionnel différent et un registre mystique/épistémique appliqué à l'opposition vaccinale. Par ailleurs, si l'étude précédente a été réalisée sur un public de scientifiques, il semble très probable que ces représentations et leur ancrage respectif, soient applicables à l'ensemble de la population. Le schéma produit dans l'ouvrage précédent est reproduit ci-dessous :

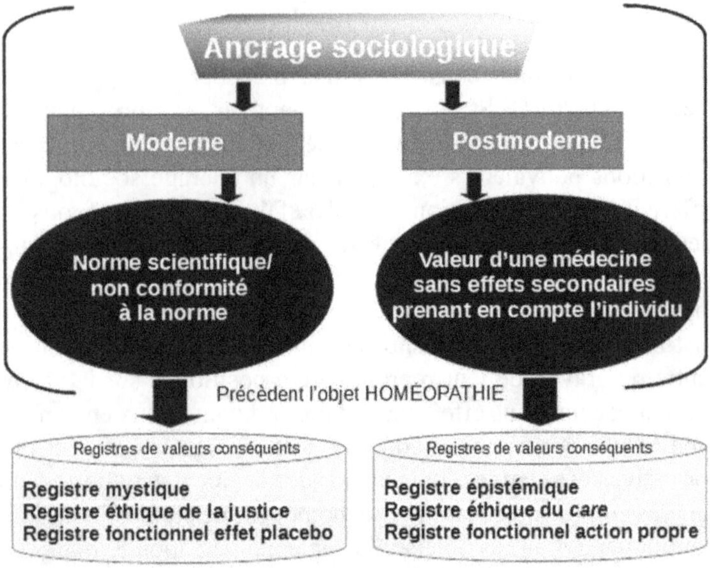

Figure 1 : Schéma synthétique de conclusion - lien entre ancrages sociologiques/norme et valeur/registres de valeurs au sein des représentations sociales – extrait, Di scala, 2020, p. 35, L'Harmattan.

Rappelons à quoi correspondent les ancrages modernes et post-modernes, en redéfinissant la modernité et la post-modernité (Di Scala, 2020, p. 142-143) :

La théorie de la radicalisation de la modernité (ou définie comme une hypermodernité par certains auteurs), est expliquée par Anthony Giddens (1994, p. 12), l'un des fondateurs : « Loin d'aborder une ère postmoderne, nous entrons plus que jamais dans une phase de radicalisation et d'universalisation des conséquences de la modernité ». Sébastien Charles ajoute en 2005 (Charles, 2005) que la société hypermoderne se présente sous la forme d'un « chaos organisateur ». Cette théorie voit donc l'évolution actuelle de notre société depuis les années 1980 comme une coexistence d'individus dont les comportements sont ancrés sur la modernité et d'autres dont les comportements se distinguent par une radicalisation de la modernité face à ses risques, distinguant ainsi des comportements responsables et irresponsables. Elle mentionne que la confiance est une notion fondamentale des institutions modernes mais qu'elle est relative au risque (le risque présupposant le danger) et qu'elle a lieu au sein d'un équilibre bénéfice/risque rationnellement évalué. Apparaissent alors des modes de vies et de formes d'organisation sociale (par exemple sous forme de collectifs) divergents de ceux qu'ont développé les institutions modernes créant une radicalisation de la modernité pouvant être inquiétante et significative avec des comportements irresponsables (Giddens, 1994, p. 13) : « Je crois qu'au-delà de la modernité, nous voyons se dessiner les contours d'un ordre nouveau et différent, effectivement « post » -moderne, mais pas dans le sens usuel du terme ».

La théorie de la postmodernité avance quant à elle, qu'il y a « un besoin de ré-enchantement du monde que les élites instituées ne peuvent ou ne veulent pas entendre. Focalisées qu'elles sont sur le vieil idéal républicain du contrat social [...] il convient de regarder le monde tel qu'il est et non tel qu'il devrait être. Et comment il faut, pour ce faire, mobiliser non seulement la raison, mais aussi le rêve, l'imagination, le monde des sens » (Maffesoli, 2014, p. 9). Cette théorie ancre donc les nouveaux comportements dans une évolution de la société intégrant la raison sensible (raison interne, expérience, sens commun) en sus d'une simple rationalité abstraite prenant en compte « la réalité dans sa totalité » plutôt que « de se contenter d'analyser le monde réel » au travers « d'un rationalisme moderne » (Maffessoli, 1996, p. 70). Elle pointe les limites de la rationalité moderne et la nécessité de l'intégration d'une raison sensible afin de prendre en compte les individus comme un tout et non comme la somme de ses parties. Cette théorie indique qu'une grande partie de la population est postmoderne alors que peu d'élites possédant des valeurs postmodernes sont présentes dans les institutions issues du modernisme. Les écarts se creusent donc d'après cette théorie, pointant des difficultés rencontrées avec les institutions modernes et « l'intelligentsia » qui dit au peuple ce qu'il devrait faire et non ce qu'il est. Elle développe l'idée que ce qui est à la base de l'évolution sociétale contemporaine correspond à cet enjeu épistémologique d'envergure que l'on nommera post-modernité : « Chercher le fondement et non la simple cause de tous actes, de toutes représentations, de tous phénomènes, afin de saisir leur raison interne dût-elle contrevenir à la raison fonctionnelle ou instrumentale à laquelle nous sommes habitués » (Ibid., p. 79).

Rappelons à présent à quoi correspondent la norme et la valeur positionnées au niveau central, dans le noyau de la représentation des scientifiques antérieurement étudiés (Di Scala, 2020, p. 127-128) :

Nous nous appuierons dans un premier temps sur les travaux et définitions du sociologue Rudolf Rezsohazy (2006) issus de son ouvrage « la sociologie des valeurs ». Ce dernier définit la notion de valeur de la façon suivante : « Tout ce que les hommes apprécient, estiment, désirent obtenir, recommandent, voire proposent comme idéal, peut être considéré comme une valeur » (Ibid., p. 5). Chaque valeur a un objet, nous indique l'auteur. Dans notre cas d'étude, l'objet de la valeur est la médecine. Cet objet, indique l'auteur, est qualifié par un jugement et le concept de valeurs est inséparable de la notion de préférence. Dans notre cas, le jugement et la notion de préférence sont pour le groupe B, « prenant en compte une approche globale de l'individu sans effets secondaires ». C'est ainsi que la valeur du groupe B structurant le noyau est « une médecine prenant en compte une approche globale de l'individu sans effets secondaires ». « Les porteurs de valeurs » sont des acteurs individuels ou collectifs ou des groupes sociaux d'après l'auteur. « Plus une valeur est profondément enracinée, plus elle occupe une place centrale dans le système » (Ibid., p. 7). On comprendra ici que cette valeur est pour le groupe B profondément enracinée puisqu'elle est retrouvée comme élément prioritaire du noyau et occupe donc ici une place centrale et structurante dans le système représentationnel.

Il apparaît par ailleurs d'après l'auteur que les valeurs structurantes d'un système représentationnel tendent à persister et sont peu soumises au changement, car ce sont elles qui « ordonnent l'ensemble et la hiérarchie et qui donnent une orientation à la vie », en fournissant « l'explication ultime des choix cruciaux » (Ibid., p. 8). Par ailleurs, comme nous l'indique la sociologue Nathalie Heinich (2017, p. 202) dans son ouvrage « Des valeurs – une approche sociologique », « une valeur ne repose sur rien d'autre qu'elle-même, est à elle-même sa propre fin. Elle est une butée de l'argumentation : c'est ce qu'on nomme l'autotélisme des valeurs ». On comprendra en quoi les opinions des opposants et les informations transmises n'auront que peu d'impact sur la représentation et les choix des sujets du groupe B.

Quant à la notion de norme, elle est associée à la notion de valeur. En effet Rezsohazy (2006, p. 6) nous explique que « les valeurs deviennent des normes dès qu'elles commandent ou réglementent les conduites, prescrivent une ligne d'action. Les normes tendent à conformer les comportements et les engagements aux valeurs déclarées ». Les valeurs sont donc, d'après l'auteur, de l'ordre du désirable, elles sont le soubassement des normes. Eric Prairat, dans son article sur « Les considérations sur l'idée de norme » (2012, p. 39), conforte cette définition en expliquant que si « les normes visent à supprimer, à modifier ou à conforter certaines pratiques, les valeurs, relatives au domaine des pratiques et des comportements humains tendent, elles, à les apprécier, à les évaluer, à les hiérarchiser ». L'auteur ajoutera que la norme est définie par trois attributs : sa régularité, sa contrainte et sa pratique partagée et qu'elle est donc une instance opératoire et organisatrice. Pour qu'une norme émerge, d'après l'auteur, il faut qu'il existe « en quelque sorte une présence de la norme antérieurement à sa formulation ou tout du moins, une norme en puissance, une virtualité normative […] la norme est l'objet d'une institution, c'est-à-dire assignation d'un sens nouveau à une réalité déjà là ».

On comprendra dans notre étude que l'élément prioritaire du noyau de la représentation des sujets du groupe A est constitué par la norme scientifique pharmacologique établie sur laquelle s'appuie la norme médicale. Cette norme scientifique est donc basée sur des valeurs antérieurement déclarées sur l'objet médecine indiquant que l'action pharmacologique d'une substance est nécessaire pour avoir une action efficace et donc pour soigner/guérir un individu d'une maladie. Cette norme, par sa validité, est devenue une instance opératoire et organisatrice au regard de l'objet médecine. La présence de cette norme comme élément prioritaire du noyau du groupe A, montre qu'elle et ses valeurs qui la composent, sont profondément enracinées en occupant la place centrale dans le système représentationnel.

Rappelons maintenant à quoi correspondent les registres de valeurs conséquents mobilisés :

Concernant les registres mystique *vs* épistémique, le registre mystique associera des notions de croyances, de déraisons, de fanatisme, à un objet ou un positionnement sur un objet. Le registre épistémique associera des notions de sciences, de connaissances à un objet ou un positionnement face à un objet.

Les registres de valeurs fonctionnels associeront ou non une efficacité, une utilité à un objet.

Concernant les registres de valeurs de l'éthique du *care* et de l'éthique de la justice, nous pourrons rappeler que (Di Scala, 2020, p. 136-137) *le care est défini par les sociologues Molinier et ses collaborateurs dans leur ouvrage « Qu'est-ce que le care ? » (2009, p. 36), comme une « combinaison de sentiments d'affection et de responsabilité, accompagnés d'actions qui subviennent aux besoins ou au bien-être d'un individu dans une interaction en face-à-face ». Le care provient initialement des Etats-Unis et a surgi dans les années 1980 d'un mouvement féministe notamment avec un care émotionnel provenant des femmes de classes supérieures et moyennes et un care de service provenant des classes de femmes populaires. Ces dernières combattaient un capitalisme financier appelé à se réguler lui-même, comme nous l'indique Fabienne Brugère dans son ouvrage « L'éthique du care » (2017). Cet éthique initialement anti-intellectuelle s'est située dans un courant d'idées qui défend que tous les liens humains ne peuvent être ramenés à des échanges marchands et dans l'idée qu'il faut promouvoir la psychologie du travail du soin. Cette nouvelle éthique a eu un impact fort sur l'évolution des sciences humaines depuis plusieurs années, y compris en France. Les travaux sociologiques montrent que le care n'est pas une composante propre aux femmes, même si par leur sensibilité, elles ont été à l'origine de ce concept. Fabienne Brugère (2017, p. 81) précise que « l'éthique du care suppose alors une anthropologie de la vulnérabilité, une ontologie ou un monde, une prise en compte de la dignité de la dépendance et une philosophie du « prendre soin ». [...] Il s'agit bien d'une nouvelle philosophie qui se matérialise par un déplacement des frontières entre les concepts de dépendance, d'interdépendance, de vulnérabilité et d'autonomie ». Cette nouvelle philosophie et éthique du care s'étend à différentes professions notamment aux professions médicales et aux médecins nous dit la littérature. On comprendra pourquoi les sujets médecins homéopathes du groupe B ont évalué que l'homéopathie était pour eux une philosophie de vie ou une philosophie de santé. Ce concept semble clairement associé à la philosophie du care, philosophie « du prendre soin ». Il semblerait d'ailleurs que la valeur du groupe B, « médecine sans effets secondaires prenant en compte l'individu selon une approche globale » soit en réalité une valeur du care.*

Le care se définit, comme l'indiquent Molinier et al. (2009, p. 159), par « un souci fondamental du bien-être d'autrui, et centre le développement moral sur l'attention aux responsabilités et à la nature des rapports humains. De façon opposée, la morale conçue comme justice assoit le développement moral sur la compréhension et la mise en œuvre des droits et des règles. On voit ce qui différencie d'emblée l'éthique du care de celle de la justice. L'éthique du care se centre sur des concepts moraux différents de ceux de l'éthique de la justice ».

Comme l'analyse nous l'a montré précédemment les valeurs associées au care (bien-être/équilibre global) et à la justice (règles scientifiques/balance bénéfice/risque) sont bien présentes chez les deux groupes, mais elles sont ordonnées différemment et leur mise en œuvre et usage diffèrent. Molinier et al., (Ibid., p. 167) nous indiquent en effet que c'est le centre de gravité qui change dans les registres éthiques de la justice et du care, placé sur le « juste » pour le registre de l'éthique de la justice et sur « l'important » pour l'éthique du care. « L'important » semble donc conduire à aborder le soin selon des règles scientifiques déplacées dans un cadre de référence différent du cadre normatif, alors que le « juste » conduit à aborder le soin selon des règles et une balance bénéfice/risque évaluées dans le cadre normatif. Si les registres de valeurs sont donc identiques entre les deux groupes dans ce cas, le déplacement du centre de gravité de l'éthique du « juste » à « l'important » crée une opposition entre ces deux formes d'éthique.

Chapitre II

MÉTHODOLOGIE

A. Anonymat et sécurisation des données :

Dans le respect de la réglementation européenne sur la protection des données RGPD applicable depuis le 25 mai 2018, une demande de consentement écrite enregistrée portant sur l'anonymat des données a été au préalable soumise, afin d'avoir l'accord du public étudié. Les données recueillies ont été rendues anonymes une fois leur obtention. La durée de conservation des données a été renseignée et il a été indiqué que la conservation active des données aura lieu sur la durée du projet, puis que les données seront archivées définitivement. L'ensemble de ces informations sont accessibles sur le site web du projet à l'adresse www.projet-homeocss.com. L'ensemble des données sensibles est sécurisé par le logiciel de cryptage Axcrypt version 2.1.1573.0 couplé à un mot de passe fort. Les données cryptées sont sauvegardées également sur des supports externes.

B. Le questionnaire soumis :

« Le questionnaire reste à l'heure actuelle la technique la plus utilisée dans l'étude des représentations. Le questionnaire permet d'introduire les aspects quantitatifs fondamentaux dans l'aspect social d'une représentation : […] Les méthodes d'analyse récentes renforcent la place privilégiée du questionnaire » (Abric, 2011).

Par ailleurs, le questionnaire apporte une standardisation, ajoute Abric (2011), « réduisant les risques subjectifs du recueil et les variations interindividuelles de l'expression des sujets ». Cependant cette standardisation détermine aussi des limites. Abric précise que le « questionnaire limite nécessairement l'expression des individus aux strictes interrogations qui lui sont proposées et qui peuvent éviter les propres interrogations du sujet. L'un des moyens de réduire ces difficultés est l'utilisation de questions plus ouvertes, proposant à l'enquêté un large éventail de réponses, c'est-à-dire lui offrant la possibilité de mettre en œuvre sa propre démarche ». Il faut valoriser l'activité de la personne interrogée.

Dans ce sens le questionnaire établi comporte certaines approches basées sur les modèles des échelles d'attitude de type Likert, demandant de prendre position envers une proposition exprimant ainsi son degré d'accord et de désaccord. Le questionnaire établi comporte également certaines questions construites dans le cadre des techniques de caractérisation à choix multiples, mais également des questions ouvertes permettant au sujet de mettre en œuvre sa propre démarche. Les propositions nécessitant un degré d'adhésion de la part du sondé, portant sur les ancrages sociologiques et les registres de valeurs mobilisés, ont été construites en utilisant les représentations des scientifiques au sujet de l'homéopathie (dont l'analyse a été effectuée sous forme d'entretiens narratifs, Di Scala, 2020).

Le questionnaire a été établi à partir du logiciel libre LimeSurvey version 2.65.0, (écrit initialement par Jason Cleeland), afin d'être accessible en ligne. Ce questionnaire et ses réponses ont été enregistrés sur la plateforme du serveur des sondages de l'Université de Bourgogne qui est sécurisée et qui héberge ce logiciel. LimeSurvey est un logiciel de sondages et d'enquêtes statistiques en ligne disponible dans plus de 80 langues. Il offre des fonctionnalités avancées telles que l'obtention de statistiques ou de graphiques.

C. Les questions posées :

Cette partie de questionnaire contient six questions décrites ci-après. Au préalable, les sujets ont été questionnés afin d'informer leur âge, leur niveau d'étude, leur type de filières d'études supérieures, leur sexe, et leur département.

Les questions une et deux sont à choix multiples fermées, mais permettaient également au sondé d'exprimer librement sa représentation, par une case « autre », s'il le souhaitait, de façon supplémentaire, complémentaire ou en lieu et place des choix proposés. Les questions trois à six sont des propositions issues des représentations des scientifiques dont les discours ont été préalablement analysés lors de l'étude sur l'homéopathie (Di Scala, 2020). Afin de mettre en évidence la présence très certaine de représentations positionnées sur des centres de gravité et non dichotomiques, comme nous l'avons analysé dans l'étude précédente, le sondé devra donner son degré d'adhésion pour chaque proposition opposée en sélectionnant un pourcentage de 0 (pas du tout d'accord) à 100 % (totalement d'accord) incrémenté par tranches de 10 %.

-La première question a pour objectif d'identifier la méfiance ou non du sujet interrogé de façon générale face à la vaccination et d'en comprendre ses motivations. Cette question permettra d'interroger la dimension fonctionnelle/descriptive de la représentation :

1-Je suis méfiant(e) face à la vaccination en général : oui non parfois

Si oui/parfois : pourquoi ?

□ parce que j'ai peur des effets secondaires possibles
□ parce que je pense qu'on nous cache des choses sur le contenu des vaccins
□ parce que je pense que les laboratoires pharmaceutiques sont prêts à tout pour vendre des médicaments même s'ils présentent des risques pour notre santé
□ autre :

Si non :

□ parce que je n'ai pas peur des effets secondaires possibles, ils ne seront pas dangereux, ou il n'y en a pas
□ parce que j'ai confiance en la médecine pour me soigner correctement

□ autre :

-La seconde question a pour objectif d'identifier la volonté ou non, ou l'hésitation du sujet à se faire vacciner contre la COVID19, et d'en comprendre ses motivations. Cette question interrogera également les raisons qui pourraient ou non faire changer d'avis le sujet hésitant ou ne souhaitant pas se faire vacciner. Cette question permettra d'interroger également la dimension fonctionnelle/descriptive de la représentation :

2-J'envisage de me faire vacciner contre le/la Covid-19 : oui non peut-être je ne sais pas

Si oui : pourquoi ?

□ parce que je veux me protéger et que j'ai confiance en la médecine conventionnelle
□ parce que je veux me protéger, même si je n'ai pas confiance en la médecine conventionnelle
□ parce que je veux protéger les autres et que j'ai confiance en la médecine conventionnelle
□ parce que je veux protéger les autres, même si je n'ai pas confiance en la médecine conventionnelle
□ parce que je souhaite pouvoir vivre à nouveau comme avant
□ autre :

Si non/peut-être/je ne sais pas :

Pourquoi ?

□ à cause des effets secondaires possibles
□ je n'en vois pas l'utilité
□ je ne suis pas à risque
□ J'ai déjà eu le/la Covid
□ autre :

Qu'est-ce qui pourrait me faire changer d'avis ?

□ Je ne changerai pas d'avis
□ je changerai d'avis si dans l'avenir je pense que je peux tomber gravement malade

□ je changerai d'avis si dans l'avenir je pense que je peux davantage rendre malade mon entourage et les autres
□ autre :

-La troisième question porte sur l'ancrage sociologique moderne (première proposition) et sur l'ancrage sociologique post-moderne (seconde proposition) retrouvés chez les scientifiques interrogés par entretiens narratifs dans l'étude précédemment évoquée. Les éléments centraux de leur représentation ont été synthétisés dans chaque proposition. Elle permettra, couplée avec la question quatre, de définir l'ancrage des sujets sondés.

3-Société et risques : Indiquez votre degré d'adhésion à chaque proposition par un %

Je pense que dans la société, face à la médecine, il existe des risques mais ils doivent être considérés dans un rapport bénéfice/risque.

0-10-20-30-40-50-60-70-80-90-100

Je pense que dans la société, face à la médecine, il existe des risques, mais ils correspondent aux limites de la médecine conventionnelle qui ne prend pas en compte l'individu dans son ensemble.

0-10-20-30-40-50-60-70-80-90-100

-La quatrième question porte sur la dimension normative/évaluative de la représentation : la norme scientifique liée à l'ancrage moderne (première proposition) et la valeur d'une médecine sans effets secondaires prenant mieux en compte l'individu (seconde proposition) liée à l'ancrage post-moderne. Une fois encore ici, les éléments centraux représentatifs des scientifiques issus de l'étude précédente sur l'homéopathie, ont été synthétisés dans chaque proposition. Il est à noter que cette seconde proposition est composée de deux parties : une médecine prenant mieux en compte l'individu et une médecine sans effets secondaires. Les réponses des sondés pourraient provenir de l'une des composantes, de l'autre ou des deux. Il serait certainement important pour une étude ultérieure de distinguer ces deux sous-composantes afin d'identifier plus finement à quelle partie de la proposition les sujets adhèrent. Cependant, chacune des composantes pointe les limites de la médecine sous deux aspects différents, restant en cohérence avec l'ancrage post-moderne étudié. Les interprétations se feront donc dans ce sens.

4-Quelle médecine : Indiquez votre degré d'adhésion à chaque proposition par un %

Pour me soigner, je préfère une médecine conventionnelle qui a fait ses preuves scientifiquement.

0-10-20-30-40-50-60-70-80-90-100

Pour me soigner je cherche le plus possible, ou quand c'est possible, une médecine sans effets secondaires, comme les médecines complémentaires, prenant mieux en compte l'individu.

0-10-20-30-40-50-60-70-80-90-100

-La cinquième question porte sur les registres de valeurs de l'éthique, c'est-à-dire sur la façon de prendre en compte le patient dans l'acte médical. La première proposition porte sur l'éthique de la justice (qui est centrée sur le « juste ») et la seconde proposition sur l'éthique du *care* (qui est centrée sur « l'important »). Les éléments centraux représentatifs des scientifiques sur ces registres de valeurs issus de l'étude précédente sur l'homéopathie, ont été synthétisés dans chaque proposition.

5-Pratique médicale : Indiquez votre degré d'adhésion à chaque proposition par un %

Lorsque l'on me soigne, je souhaite que l'on choisisse le traitement qui est le plus juste et le plus équitable dans un rapport bénéfice/risque pour me guérir face à ma maladie.

0-10-20-30-40-50-60-70-80-90-100

Lorsque l'on me soigne, je souhaite que l'on choisisse le traitement en fonction de mon vécu, de mon histoire et de mon individualité, ce que je trouve être le plus important.

0-10-20-30-40-50-60-70-80-90-100

-La sixième question porte sur les registres de valeurs mystique et épistémique. La première proposition porte sur le registre mystique (croyance) et la seconde proposition porte sur le registre épistémique (limites des connaissances actuelles). Les éléments centraux représentatifs des scientifiques sur ces registres de valeurs issus de l'étude précédente sur l'homéopathie, ont été synthétisés dans chaque proposition.

6-Croyance : Indiquez votre degré d'adhésion à chaque proposition par un %

Je pense que les personnes qui ne veulent pas se faire vacciner sont dans une croyance, ne se rendant pas compte des bénéfices apportés.

0-10-20-30-40-50-60-70-80-90-100

Je pense que les personnes qui ne veulent pas se faire vacciner sont des personnes qui voient les limites de la médecine conventionnelle et veulent que la science évolue différemment.

0-10-20-30-40-50-60-70-80-90-100

Concernant les questions trois à six, nécessitant un degré d'adhésion de la part du sujet, il pourra être défini les critères d'analyse suivants :

les questions trois et quatre seront couplées afin de définir l'ancrage moderne ou post-moderne du sujet sondé. Des degrés d'enracinement pourront ainsi être définis :

- Ancrage moderne très enraciné (MTE) : 100 % pour les deux propositions centrées sur l'ancrage moderne et la norme et 0% pour les deux propositions centrées sur l'ancrage post-moderne et la valeur.

- Ancrage moderne modérément enraciné (MME) : les pourcentages devront être supérieurs dans les deux cas par rapport aux propositions centrées sur l'ancrage post-moderne et la valeur.

- Ancrage moderne faiblement enraciné (MFE) : un pourcentage supérieur soit à la proposition centrée sur l'ancrage post-moderne, soit à la proposition centrée sur la valeur. Dans l'autre cas les propositions sont à pourcentages équivalents.

- Ancrage post-moderne très enraciné (PMTE) : 100 % pour les deux propositions centrées sur l'ancrage post-moderne et la valeur et 0% pour les deux propositions centrées sur l'ancrage moderne et la norme.

- Ancrage post-moderne modérément enraciné (PMME) : les pourcentages devront être supérieurs dans les deux cas par rapport aux propositions centrées sur l'ancrage moderne et la norme.

- Ancrage post-moderne faiblement enraciné (PMFE) : un pourcentage supérieur soit à la proposition centrée sur l'ancrage moderne, soit à la proposition centrée sur la norme. Dans l'autre cas les propositions sont à pourcentages équivalents.

- Indéterminé : lorsque les pourcentages aux quatre propositions sont équivalents, ou que les pourcentages sont centrés sur des ancrages ou norme/valeur opposés.

Pour définir ces enracinements, une condition nécessaire d'adhésion à hauteur d'au moins 50 % aux propositions, permettra d'estimer que le sujet adhère majoritairement à cette dernière. Cela permettra ainsi de considérer la proposition comme pertinente pour le sondé. Par ailleurs, il est à noter que la nécessité de construire des propositions synthétiques et donc non exhaustives au sein du questionnaire, est limitante pour appréhender complètement la représentation du sujet. Elle le sera probablement d'autant plus que le sujet aura un faible enracinement, ce qui conduira à des formes d'ancrages indéterminés, qui auraient nécessité des entretiens afin d'affiner qualitativement le profil du sujet.

-Les questions cinq et six permettront respectivement de définir le registre de l'éthique mobilisé par le sujet, ainsi que le registre mystique ou épistémique privilégié. Le registre sur lequel est centré le sujet sera défini lorsque le pourcentage de la proposition correspondante au sein de chaque question sera supérieur au pourcentage de la proposition opposée, et qu'il sera en même temps supérieur ou égal à 50 %.

D. Public ciblé :

Le sondage créé a été ouvert au grand public le 20 janvier 2021 durant la crise sanitaire conséquente au COVID19 alors que les premiers vaccins anti-COVID arrivent en France et dans le monde. Il a été mis en ligne sur le site web du projet HOMEOCSS et sur le site web du projet COVID 3S de Lyon. Il a été également diffusé via les réseaux sociaux (Twitter, Facebook) du projet HOMEOCSS, via l'INSPE de Dijon et a été envoyé à différents contacts, notamment une association de patients faisant la promotion de l'homéopathie. Il a été clôturé le 12 février 2021, après l'obtention de 284 réponses permettant d'entrer dans une analyse qualitative suffisante.

E. Analyses de similitudes à l'aide du logiciel IRaMuTeQ – logiciel R (version 0.7 alpha 2)

Le logiciel IRaMuTeQ est un logiciel libre de Pierre Ratinaud permettant les analyses multidimensionnelles de textes et de questionnaires grâce à son interface avec le logiciel de statistique R. Il utilise des clés d'analyse équivalentes aux clés catégorielles d'ALCESTE. Il permet des analyses de similitudes (ADS) qui offre la possibilité d'identifier le noyau de la représentation sociale et sa périphérie en s'appuyant sur une analyse statistique de type Khi 2. En effet, « L'ADS envisage les corpus d'une façon complètement différente. L'approche est davantage locale, reposant sur des propriétés de connexité du corpus. Cet algorithme a tendance à renforcer les relations de voisinage entre les formes. » (Salone, 2013, p. 2). Cette analyse de similitudes sera utilisée pour analyser les réponses des questions une et deux « autre », pour lesquelles les participants se sont exprimés librement.

F. Test statistique du Khi2 d'homogénéité

Ce test statistique a pour objectif d'effectuer une comparaison de plusieurs répartitions observées. Les répartitions observées (dans notre cas d'étude le nombre de sujets selon les variables étudiées) seront comparées en considérant chaque population comme un échantillon pour lequel on calcule une pseudo-répartition théorique. Le calcul du Khi 2 est effectué en utilisant alors la formule :

$$Q = \sum_{j=1}^{\text{nombre de cases du tableau}} \frac{(O_j - A_j)^2}{A_j}$$

pour lequel le ddl (degré de liberté) sera calculé à partir de la formule (k – 1) x (m – 1) où k = nombre quelconque de modalités et m = nombre quelconque de population.

Le Qc est comparé au $K_{ddl\,;\,0,05}$ selon la table du Khi 2 en fonction du degré de liberté et de la probabilité choisie qui sera ici de p = 0,05. Si Qc < $K_{ddl\,;\,0,05}$, alors il n'est pas démontré que les répartitions diffèrent. Si Qc > $K_{ddl\,;\,0,05}$, alors les deux répartitions observées diffèrent significativement.

L'incidence des ancrages moderne et post-moderne, des registres, éthique de la justice/éthique du *care*, des registres mystique ou épistémique, ainsi que l'incidence du niveau d'étude, du genre et de la filière d'études supérieures, seront analysées sur la répartition observée.

G. Box plot

L'âge sera étudié sous l'angle d'une répartition en box plot afin de définir la moyenne d'âge, l'intervalle interquartile, la médiane. L'écart-type sera également pris en compte. Les comparaisons d'âges porteront sur les sujets méfiants ou non face à la vaccination en général, et sur les sujets en fonction de leurs ancrages modernes ou post-modernes.

Chapitre III

L'ANCRAGE SOCIOLOGIQUE ET LES REGISTRES DE VALEURS, SONT-ILS DETERMINANTS DANS L'HESITATION VACCINALE ?

A. Profil de l'échantillon étudié

Il sera important d'indiquer en préambule que l'échantillon étudié n'est pas forcément représentatif de la population entière, concernant la répartition des âges, du genre, des niveaux d'études et des filières d'études supérieures. Cette analyse se veut qualitative et non quantitative et populationnelle. Cependant, les répartitions des sujets en fonction de différentes variables seront étudiées quantitativement, en prenant en compte la répartition globale au sein de l'échantillon, afin de définir si certaines variables sont très significativement en lien avec la prise de décision vaccinale. Les variables identifiées comme très significatives pourront donc laisser supposer qu'elles le seraient possiblement sur un effectif populationnel, et inviteront donc à réaliser des études ultérieures à ce sujet et dans ce sens, afin que ces résultats soient confirmés.

L'échantillon de population étudié comprend 284 réponses d'individus, dont les différents niveaux d'étude sont représentés allant du niveau collège au niveau Bac+8 (figure 2). La distribution est cependant centrée sur un niveau entre Bac et Bac + 5.

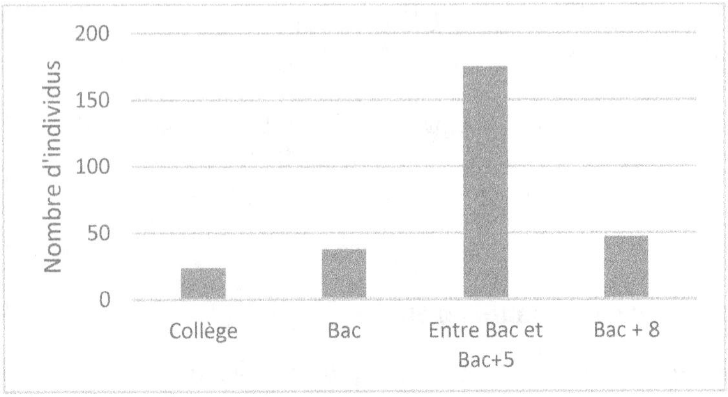

Figure 2 : Répartition des individus interrogés en fonction de leur niveau d'étude au sein de l'échantillon étudié, n=284.

Les filières d'études supérieures scientifiques sont plus représentées (figure 3), suivies par les filières « autre », puis par les filières sciences humaines et sociales (SHS). Les individus ayant suivi des filières d'études supérieures littéraires sont moins nombreux que les individus n'ayant pas suivi d'études supérieures.

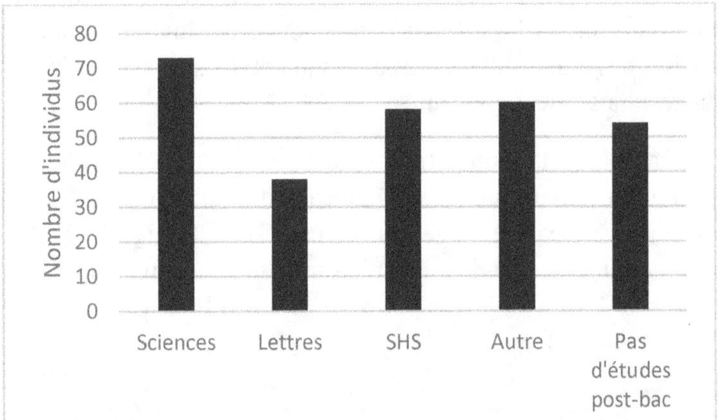

Figure 3 : Répartition des individus interrogés en fonction de leur filières d'études supérieures au sein de l'échantillon étudié, n=284.

Cet échantillon contient très majoritairement des réponses de sujets de sexe féminin, plus de 200 sur 284 réponses (figure 4).

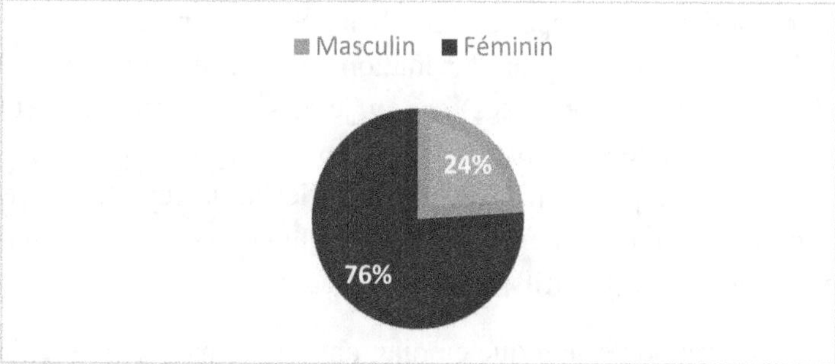

Figure 4 : Répartition des individus interrogés en fonction de leur genre au sein de l'échantillon étudié, n=284.

Les répondants proviennent de différents départements français, dont les plus représentés sont les départements proches du lieu de diffusion du questionnaire : la Côte-d'Or (21) et la Saône et Loire (71) (figure 5).

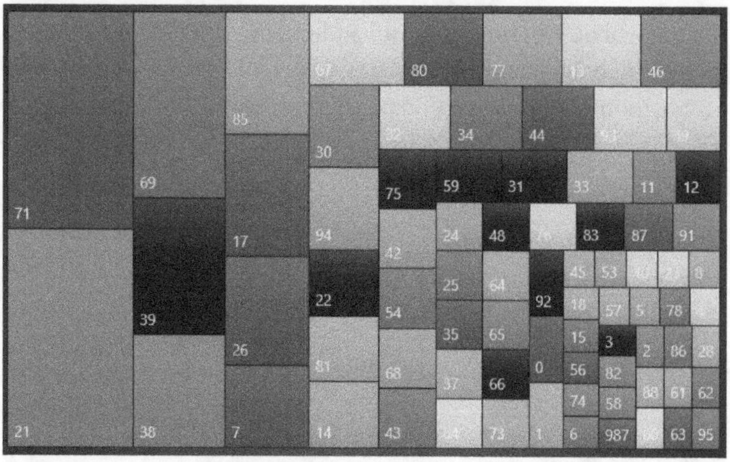

Figure 5 : Aires représentant chacune un département, dont la superficie varie en fonction du nombre de sujets : de 1 à 24 sujets par département, n = 284.

B. Les ancrages modernes et post-modernes ont-ils une influence ?

Les répondants sont répartis selon leurs réponses portant sur leur méfiance ou non face à la vaccination en général, entre « oui, je suis méfiant » (154 réponses), « non, je ne suis pas méfiant » (69 réponses), et « je suis parfois méfiant » (61 réponses). Une fois encore, cette répartition n'est pas le reflet de la répartition des choix de la population entière, mais ce qui nous intéressera, sera de comprendre les profils qui y sont associés.

La représentation graphique en diagrammes en bâtons permet de mettre en évidence de façon cumulée par individu, les pourcentages d'adhésion aux quatre propositions portant sur les ancrages moderne/post-moderne et les norme/valeur. On pourra observer dans un premier temps, que la grande majorité des individus possède un degré relatif d'adhésion à chacune des propositions, qu'ils aient une méfiance ou non en général face à la vaccination (figure 6, 7 et 8).

5 sujets sur 69 parmi ceux qui indiquent « non, je ne suis pas méfiant », ont un degré d'adhésion uniquement porté sur les deux propositions portant sur l'ancrage moderne et la norme (figure 6).

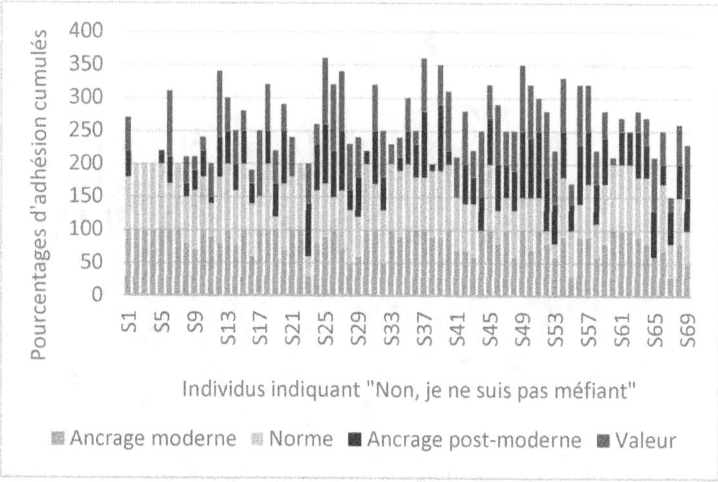

Figure 6 : Pourcentages d'adhésion cumulés des individus indiquant « Non, je ne suis pas méfiant » concernant les quatre propositions définissant l'ancrage (en partant du bas) : ancrage moderne/norme/ancrage post-moderne/valeur, n = 69.

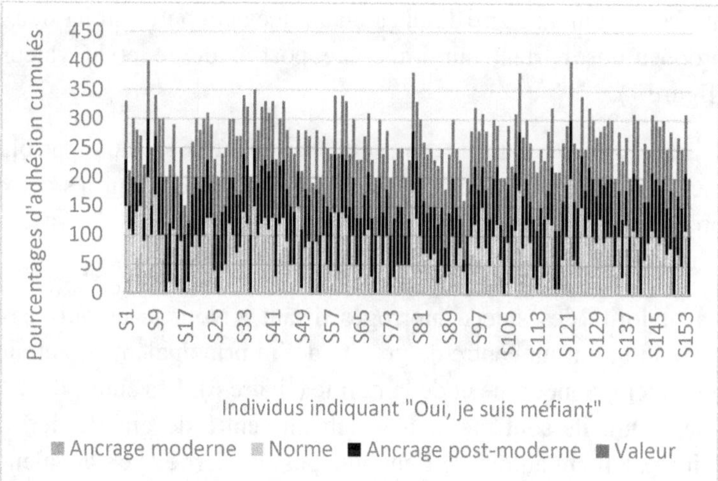

Figure 7 : Pourcentages d'adhésion cumulés des individus indiquant « Oui, je suis méfiant » concernant les quatre propositions définissant l'ancrage (en partant du bas) : ancrage moderne/norme/ancrage post-moderne/valeur, n = 154.

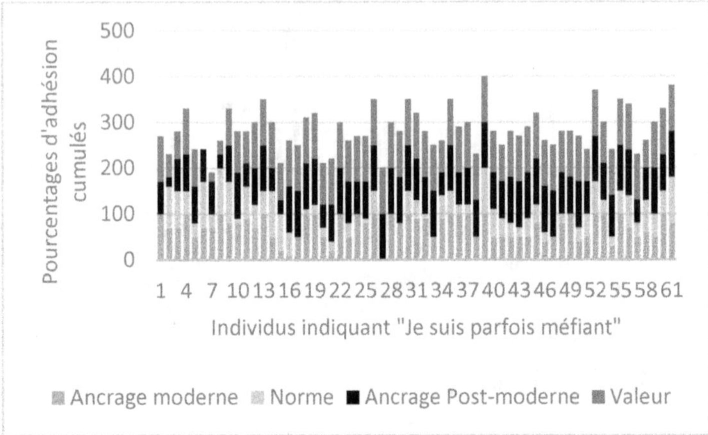

Figure 8 : Pourcentages d'adhésion cumulés des individus indiquant « Je suis parfois méfiant » concernant les quatre propositions définissant l'ancrage (en partant du bas) : ancrage moderne/norme/ancrage post-moderne/valeur, n = 61.

14 sujets sur 154 parmi ceux qui indiquent « oui, je suis méfiant », ont un degré d'adhésion uniquement porté sur les deux propositions portant sur l'ancrage post-moderne et la valeur (figure 7).

1 sujet sur 61 parmi ceux qui indiquent « je suis parfois méfiant », a un degré d'adhésion uniquement porté sur les deux propositions portant sur l'ancrage post-moderne et la valeur (figure 8).

La majorité des sujets interrogés disant « Non, je ne suis pas méfiant », ont un centre de gravité défini principalement autour de l'ancrage moderne et de la norme (figure 6). Les sujets disant que « Oui, ils sont méfiants », ont un centre de gravité défini principalement autour de l'ancrage post-moderne et de la valeur (figure 7). Les sujets estimant être parfois méfiants, ont un centre de gravité plutôt positionné autour de l'ancrage post-moderne et de la valeur (figure 8).

En analysant statistiquement la répartition des ancrages modernes ou post-modernes au sein de l'échantillon, au regard de leur positionnement face à la vaccination en général (Tableau I), un Khi2 d'homogénéité a permis de confirmer que cette répartition est très significativement différente entre les sujets qui disent « non, je ne suis pas méfiant », et ceux qui disent « oui, je suis méfiant » ($Qc>>>K_{ddl0.05}$). En revanche, la distribution des ancrages face au positionnement « je suis parfois méfiant » suit la répartition initiale de l'échantillon et ne semble pas significative selon le khi2 d'homogénéité. Elle est donc principalement avec un ancrage post-moderne/valeur car les sujets post-modernes sont plus nombreux dans notre échantillon. Il sera intéressant de noter également que des ancrages indéterminés ont été définis. Ces derniers auraient nécessité d'être soumis à des entretiens semi-directifs ou narratifs afin de mieux cerner leur profil moderne ou post-moderne (cf. la limite méthodologique pointée dans la partie précédente). Nous pouvons cependant observer que la répartition de ces profils indéterminés n'est pas significativement différente selon les positionnements.

	NON	**OUI**	**PARFOIS**
Ancrage moderne	45	1	7
Ancrage post-moderne	10	137	40
Indéterminé	14	16	14

Tableau I : Répartition des sujets selon leurs ancrages modernes, post-modernes et indéterminés et en fonction de leur positionnement face à leur méfiance au sujet de la vaccination en général, n = 284.

Ces répartitions et proportions ne sont pas forcément représentatives des proportions réelles, cependant ces données, au regard de leur très grande significativité au sein de l'échantillon, invitent à réaliser une étude statistique populationnelle afin de définir les répartitions réelles selon l'ancrage.

Par ailleurs, concernant les sujets indiquant être « non méfiants », nous pourrons noter que les différents degrés d'enracinement (Tableau II) des ancrages modernes sont retrouvés (très enraciné, modérément enraciné et faiblement enraciné), alors que seuls les ancrages post-modernes faiblement et modérément enracinés sont présents (et dans une plus faible proportion au sein de l'échantillon).

« Non, pas méfiant(e) »	**Très enraciné**	**Modérément enraciné**	**Faiblement enraciné**
Ancrage moderne	5	33	7
Ancrage post-moderne		8	2
Indéterminé			14

Tableau II : Répartition des sujets « non méfiants » face à la vaccination en général, selon leurs ancrages modernes, post-modernes et indéterminés et en fonction du degré d'enracinement dans l'ancrage, n = 69.

Concernant les sujets indiquant être « méfiants » face à la vaccination en général, nous pourrons noter que les différents degrés d'enracinement (Tableau III) des ancrages post-modernes sont retrouvés (très enraciné, modérément enraciné et faiblement enraciné), alors que seul un ancrage moderne faiblement enraciné est présent.

« Oui, méfiant(e) »	**Très enraciné**	**Modérément enraciné**	**Faiblement enraciné**
Ancrage moderne			1
Ancrage post-moderne	14	80	43
Indéterminé			16

Tableau III : Répartition des sujets « méfiants » face à la vaccination en général, selon leurs ancrages modernes, post-modernes et indéterminés et en fonction du degré d'enracinement dans l'ancrage, n = 154.

Enfin, concernant les sujets indiquant être « parfois méfiants » face à la vaccination en général, nous pourrons noter que les différents degrés d'enracinement (Tableau IV) des ancrages post-modernes sont retrouvés (très enraciné, modérément enraciné et faiblement enraciné), alors que seuls des ancrages modernes faiblement et modérément enracinés sont présents.

« Parfois méfiant(e) »	**Très enraciné**	**Modérément enraciné**	**Faiblement enraciné**
Ancrage moderne		2	5
Ancrage post-moderne	1	23	16
Indéterminé			14

Tableau IV : Répartition des sujets « parfois méfiants » face à la vaccination en général, selon leurs ancrages modernes, post-modernes et indéterminés et en fonction du degré d'enracinement dans l'ancrage, n = 61.

Conclusion : Il sera important de noter que les ancrages semblent significativement influencer le positionnement face à la vaccination et face à l'hésitation vaccinale : les ancrages modernes étant liés principalement à la non-méfiance face à la vaccination alors que les ancrages post-modernes sont principalement liés à la méfiance face à la vaccination. Cependant, l'hésitation vaccinale, peut être présente chez les différents ancrages, certainement avec des proportions différentes et selon le degré d'enracinement dans l'ancrage. Il sera donc intéressant dans la suite de cette analyse, de mieux comprendre les variantes représentationnelles selon l'ancrage, qui conduiront à ces choix. Ces résultats basés sur l'hypothèse d'un système de représentations commun avec l'objet homéopathie, devront néanmoins être vérifiés et confirmés à partir d'autres analyses qualitatives et quantitatives ultérieures.

C. Les registres de valeurs éthiques, mystique et épistémique ont-ils une influence ?

Cette analyse met en évidence que les individus ayant un ancrage moderne sont centrés majoritairement sur les registres, éthique de la justice et mystique. Ceci reste vrai quel que soit le degré d'enracinement dans l'ancrage et que les sujets soient parfois méfiants ou non face à la vaccination (figures 9, 10 et 11). Les individus ayant un ancrage moderne sont principalement non méfiants dans notre échantillon, ce qui explique le profil majoritaire des registres trouvés, éthique de la justice et registre mystique, pour ce positionnement.

A contrario, il apparaît que les individus ayant un ancrage post-moderne sont centrés majoritairement sur les registres éthique du *care* et épistémique. Ceci reste également vrai quel que soit le degré d'enracinement dans l'ancrage et que les sujets soient méfiants ou non face à la vaccination (figures 9, 10 et 11). Les individus ayant un ancrage post-moderne sont principalement méfiants ou parfois méfiants dans notre échantillon, ce qui explique le profil majoritaire des registres trouvés, éthique du *care* et registre épistémique, pour ce positionnement.

Il sera intéressant de noter que les ancrages indéterminés mobilisent également les registres éthique de la justice et mystique, concernant les sujets non méfiants ; et les registres éthique du *care* et épistémique concernant les sujets méfiants ou parfois méfiants (figures 9, 10 et 11).

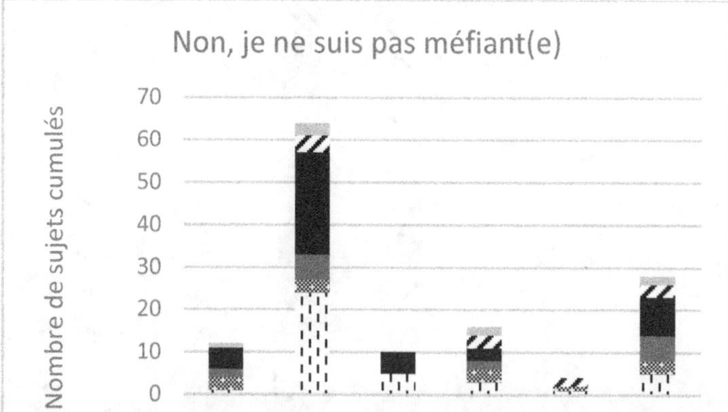

Figure 9 : Nombre de sujets cumulés indiquant « Non je ne suis pas méfiant », en fonction du degré d'enracinement dans l'ancrage moderne ou post-moderne, et exprimant les registres éthique de la justice/éthique du *care*, mystique/épistémique ou une égalité des éthiques ou une égalité des registres (mystique et épistémique), n = 69.

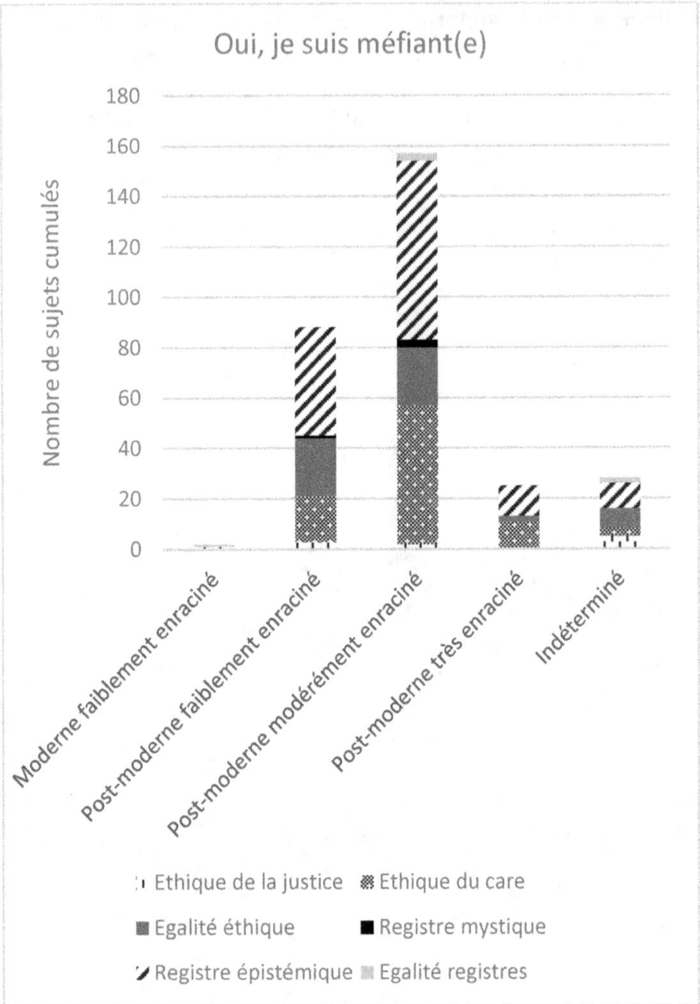

Figure 10 : Nombre de sujets cumulés indiquant « Oui, je suis méfiant », en fonction du degré d'enracinement dans l'ancrage moderne ou post-moderne, et exprimant les registres éthique de la justice/éthique du *care*, mystique/épistémique ou une égalité des éthiques ou une égalité des registres (mystique et épistémique), n = 154.

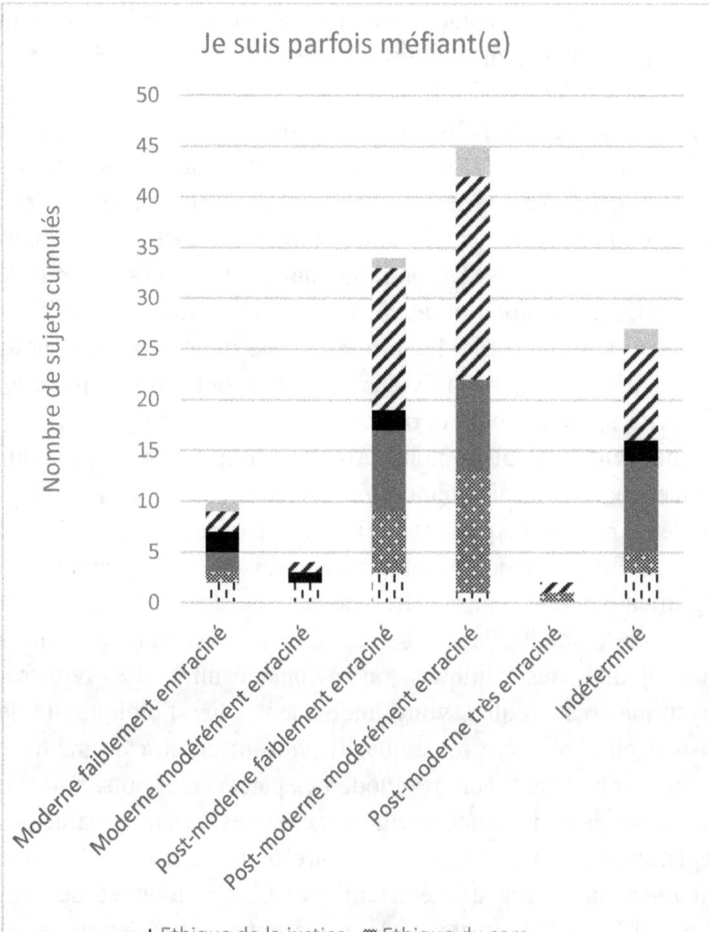

Figure 11 : Nombre de sujets cumulés indiquant « Je suis parfois méfiant », en fonction du degré d'enracinement dans l'ancrage moderne ou post-moderne, et exprimant les registres éthique de la justice/éthique du *care*, mystique/épistémique ou une égalité des éthiques ou une égalité des registres (mystique et épistémique), n = 61.

Conclusion : Les ancrages modernes semblent significativement associés principalement aux registres, éthique de la justice et mystique, *a contrario* les ancrages post-modernes semblent associés principalement aux registres, éthique du *care* et épistémique. Les individus mobilisant une égalité des éthiques ou une égalité des registres, ou n'ayant pas ce centrage respectif en fonction de leur ancrage, sont des individus avec des ancrages faiblement enracinés. Un entretien aurait été nécessaire afin de peaufiner leur degré d'enracinement et d'adhésion à ces registres de valeurs. Les profils des formes indéterminées peuvent nous laisser penser que les individus concernés ont probablement en majorité un ancrage moderne pour ceux qui sont non méfiants. Ils peuvent également nous laisser penser que les individus concernés ont probablement en majorité un ancrage post-moderne pour ceux qui sont méfiants, ou parfois méfiants. Il n'est par ailleurs pas à exclure, même si cela n'apparaît pas significativement dans cette étude, que les ancrages post-modernes « non méfiants » soient en proportion plutôt associés à une égalité des éthiques ou à une égalité des registres mystique/épistémique, voire mobilisent plus l'éthique de la justice ou le registre mystique. Il pourrait en être de même *a contrario* pour les ancrages modernes parfois méfiants, pouvant être associés plutôt à une égalité des éthiques ou à une égalité des registres mystique/épistémique, voire mobilisent plus l'éthique du *care* ou le registre épistémique. Ces résultats basés sur l'hypothèse d'un système de représentations commun avec l'objet homéopathie, devront néanmoins être vérifiés et confirmés à partir d'autres analyses qualitatives et quantitatives ultérieures.

D. Les variables niveaux d'études, filières d'études supérieures, genre et âge

-Variable niveaux d'études, au sein de notre échantillon :

Il est intéressant d'observer que la répartition des sujets en fonction de leur niveau d'études, selon leur positionnement (méfiants, non méfiants ou parfois méfiants) et selon leur ancrage (figures 12, 13 et 14), suit la distribution initiale de l'échantillon et n'est pas significativement différente ($Qc < K_{ddl0.05}$). Le niveau d'étude n'a donc pas d'influence au sein de notre échantillon sur la répartition des sujets et des ancrages face à l'hésitation vaccinale en général.

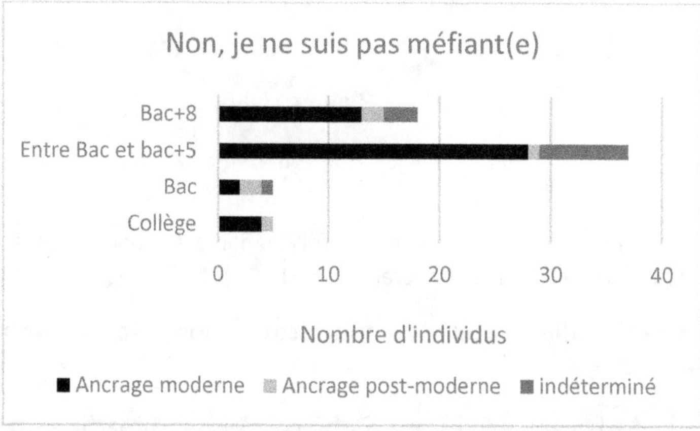

Figure 12 : Répartition des sujets non méfiants, en fonction de leur niveau d'études et de leur ancrage, n = 69.

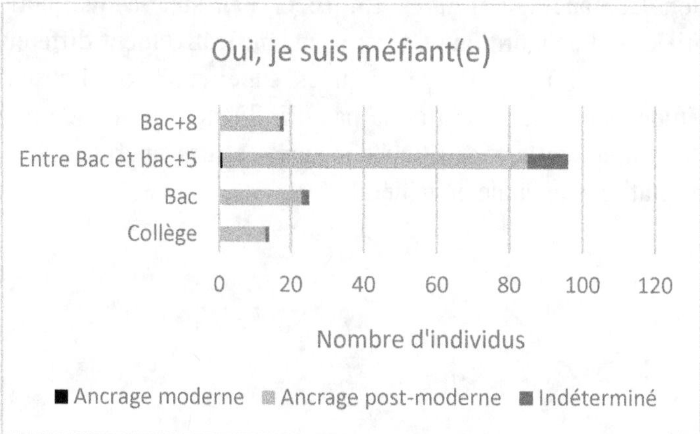

Figure 13 : Répartition des sujets méfiants, en fonction de leur niveau d'études et de leur ancrage, n = 154.

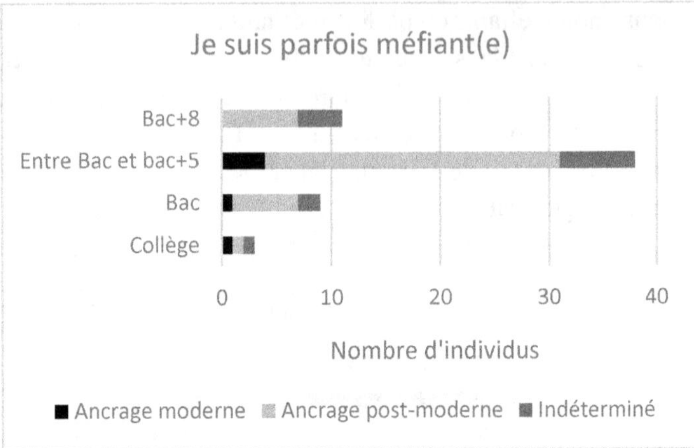

Figure 14 : Répartition des sujets parfois méfiants, en fonction de leur niveau d'études et de leur ancrage, n = 61.

-Variable filière d'études supérieures, au sein de notre échantillon :

Il est également intéressant d'observer que la répartition des sujets en fonction de leur filière d'études supérieures, selon leur positionnement (méfiants, non méfiants ou parfois méfiants) et selon leur ancrage (figures 15, 16 et 17), suit la distribution initiale de l'échantillon et n'est pas significativement différente ($Qc < K_{ddl0.05}$). La filière d'études supérieures ou l'absence d'études supérieures n'a donc pas d'influence au sein de notre échantillon sur la répartition des sujets et des ancrages face à l'hésitation vaccinale en général.

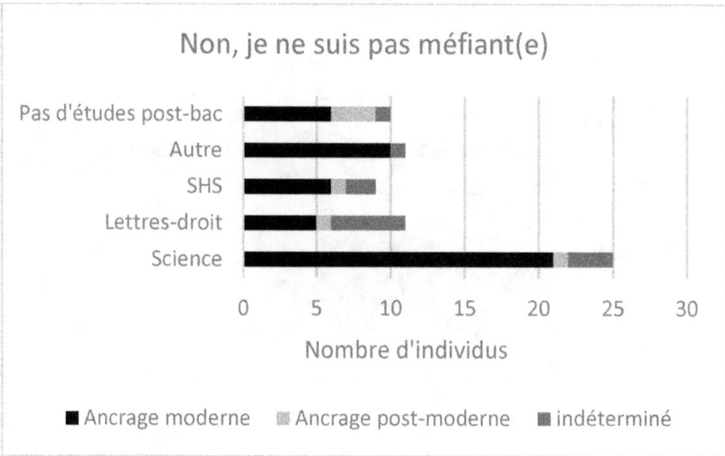

Figure 15 : Répartition des sujets non méfiants, en fonction de leur filière d'études supérieures et de leur ancrage, n = 69.

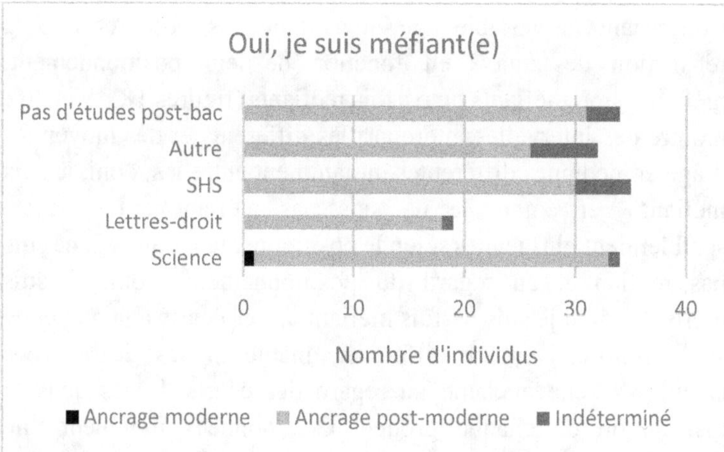

Figure 16 : Répartition des sujets méfiants, en fonction de leur filière d'études supérieures et de leur ancrage, n = 154.

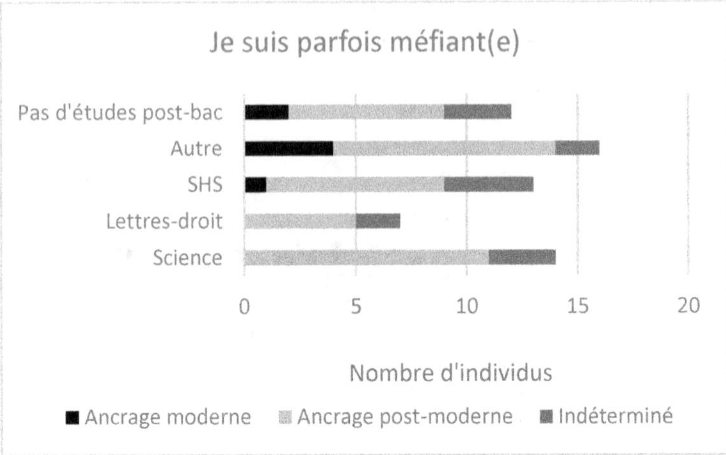

Figure 17 : Répartition des sujets parfois méfiants, en fonction de leur filière d'études supérieures et de leur ancrage, n = 61.

-Variable âge, au sein de notre échantillon :

Concernant la variable âge, nous pourrons observer que la répartition des sujets en fonction de leur positionnement, méfiants, non méfiants ou parfois méfiants (figures 18, 19 et 20), montre des intervalles interquartiles différents et des moyennes d'âge et médianes différentes, notamment entre les « oui, je suis méfiant » et « non, je ne suis pas méfiant ». Les sujets sembleraient plus jeunes selon le positionnement « non, je ne suis pas méfiant », au regard du positionnement « oui, je suis méfiant » ou « je suis parfois méfiant ». Les écarts à la moyenne sont significativement différents, même si les écarts-types calculés se chevauchent, au regard des écarts d'âges dans la distribution de chaque groupe. Ces données indiquent une possible différence significative entre les positionnements en fonction de l'âge. Il n'est cependant pas à exclure un biais méthodologique, car les répondants provenant de l'association de promotion de l'homéopathie ont potentiellement une moyenne d'âge plus importante que la moyenne d'âge des répondants issus des réseaux sociaux, ce qui pourrait engendrer cette différence d'âge apparente.

La même analyse a été réalisée en comparant cette fois les âges des ancrages modernes et post-modernes (figures 21 et 22). Une fois encore, les intervalles interquartiles, la moyenne et médiane montrent des différences d'âges entre les deux ancrages au sein de notre échantillon, les écarts-types se chevauchent mais les SEM sont significativement différentes, proposant une différence d'âge significative.

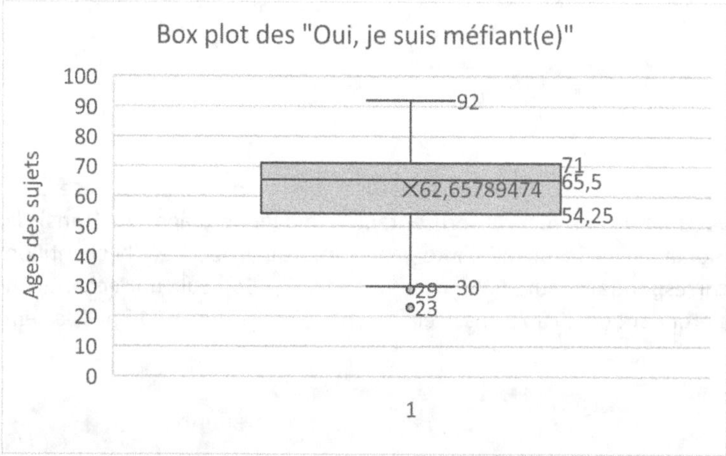

Figure 18 : Box plot des âges des sujets méfiants face à la vaccination en général, présentant la moyenne d'âge (62,6 ans), la médiane (65,5 ans), l'intervalle interquartile de l'échantillon correspondant aux 50% des sujets [54,25 ; 71] sur un échantillon s'étendant de 23 à 92 ans. L'écart-type calculé est de +/-13 ans, la sem est de +/- 1.05 ans, n = 154.

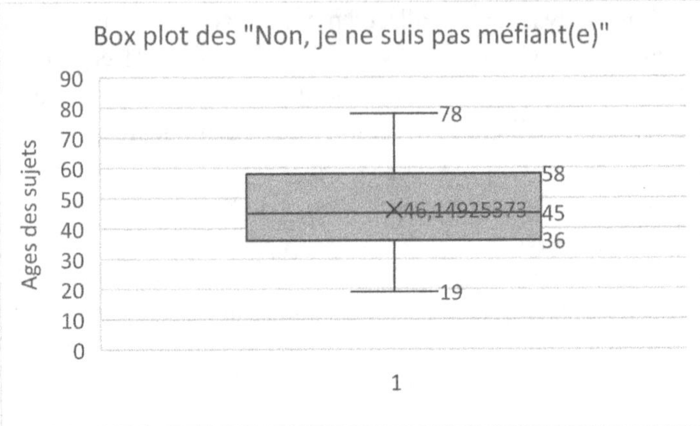

Figure 19 : Box plot des âges des sujets non méfiants face à la vaccination en général, présentant la moyenne d'âge (46,1 ans), la médiane (45 ans), l'intervalle interquartile de l'échantillon correspondant aux 50% des sujets [36 ; 58] sur un échantillon s'étendant de 19 à 78 ans. L'écart-type calculé est de +/-16 ans, la sem est de +/- 1,93 ans, n = 69.

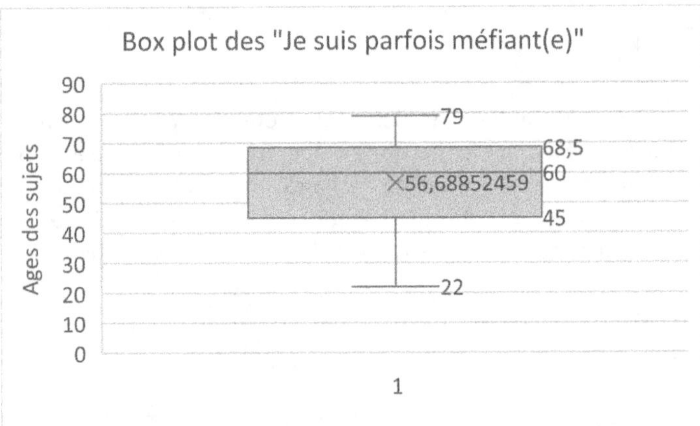

Figure 20 : Box plot des âges des sujets parfois méfiants face à la vaccination en général, présentant la moyenne d'âge (56,7 ans), la médiane (60 ans), l'intervalle interquartile de l'échantillon correspondant aux 50% des sujets [45 ; 68,5] sur un échantillon s'étendant de 22 à 79 ans. L'écart-type calculé est de +/-15 ans,la sem et de +/- 1,92 ans, n = 61.

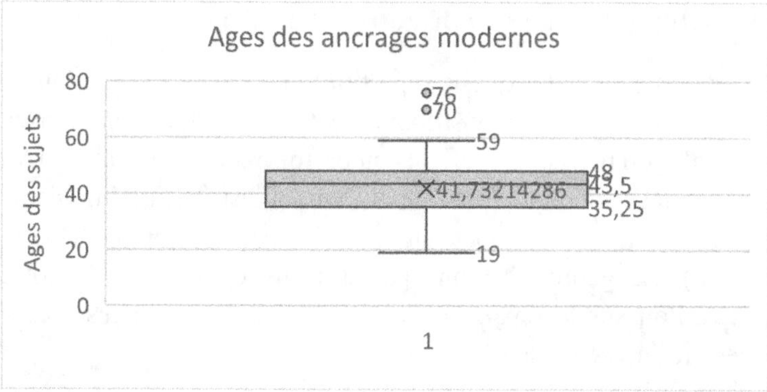

Figure 21 : Box plot des âges des sujets ayant un ancrage moderne tout positionnement confondu, présentant la moyenne d'âge (41,7 ans), la médiane (43,5 ans), l'intervalle interquartile de l'échantillon correspondant aux 50% des sujets [35,25 ; 48] sur un échantillon s'étendant de 19 à 76 ans. L'écart-type calculé est de +/-13 ans, la sem est de 1,78 ans, n = 53.

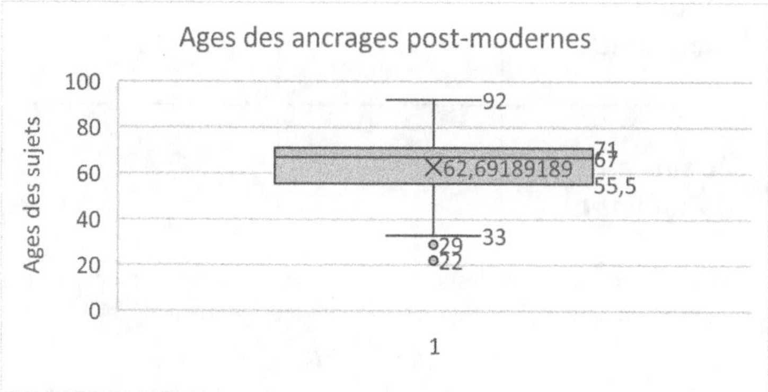

Figure 22 : Box plot des âges des sujets ayant un ancrage post-moderne tout positionnement confondu, présentant la moyenne d'âge (62,7 ans), la médiane (67 ans), l'intervalle interquartile de l'échantillon correspondant aux 50% des sujets [55,5 ; 71] sur un échantillon s'étendant de 22 à 92 ans. L'écart-type calculé est de +/-13 ans, la sem est de 0,95 ans, n = 187.

-Variable genre, au sein de notre échantillon :

Nous pourrons noter que la répartition des sujets en fonction de leur genre, selon leur positionnement face à la vaccination en général (non méfiants, méfiants ou parfois méfiants) (Tableau V) et selon leur ancrage (Tableau VI), suit la distribution initiale de l'échantillon et n'est pas significativement différente ($Qc < K_{ddl0.05}$). Le genre n'a donc pas d'influence au sein de notre échantillon sur la répartition des sujets et des ancrages face à l'hésitation vaccinale en général.

Genre	M	F
Non, je ne suis pas méfiant(e)	24	45
Oui, je suis méfiant(e)	37	117
Je suis parfois méfiant	14	47

Tableau V : Répartition des sujets selon leurs positionnements face à la vaccination en général et en fonction de leur genre, n = 284.

Genre	M	F
Ancrage moderne	16	37
Ancrage post-moderne	46	141
Indéterminé	10	34

Tableau VI : Répartition des sujets selon leurs ancrages modernes, post-modernes et indéterminés et en fonction de leur genre, n = 284.

Conclusion :

Il apparaît au sein de cette analyse et au sein de notre échantillon, que les variables, niveaux d'études, filières d'études supérieures, et genre, n'ont pas d'influence sur le positionnement face à la vaccination en général. L'âge semble avoir une possible influence dans l'hésitation vaccinale au sein de notre échantillon, même s'il ne faudra pas exclure un possible biais méthodologique.

Il est par ailleurs intéressant de voir que dans la littérature, l'âge, le genre et le niveau d'études, attribués au profil de l'individu ayant une hésitation vaccinale, restent contradictoires selon les analyses sociologiques (Salvadori & Vignaud, 2019, p. 303-304). Certaines indiquent d'ailleurs, tout comme cela semble apparaître dans notre échantillon, que l'hésitation vaccinale est plus importante avec l'âge (Floret, 2010). Elle serait certainement à approfondir sur une étude populationnelle, en étudiant de façon différenciée l'âge face à l'hésitation vaccinale, et l'âge selon l'ancrage.

E. Vaccination en général, vaccination anti-COVID : les arguments

-Pourquoi suis-je méfiant ou non face à la vaccination en général :

Les sujets interrogés ont indiqué les raisons qui les conduisaient à être ou ne pas être méfiant en général. Ils ont répondu en utilisant les réponses fermées proposées, et un pourcentage d'entre eux, variable et plus restreint, a souhaité y ajouter des informations qualitatives supplémentaires ou complémentaires. Ces discours, regroupés en annexes, serviront d'illustration quant aux arguments supplémentaires développés.

Il apparaît que majoritairement les sujets n'étant pas méfiants, indiquent avoir confiance en la médecine conventionnelle (figure 23), qu'ils n'ont pas peur des effets secondaires qu'ils estiment ne pas être dangereux ou rarement, 15 sujets sur 69 ont estimé nécessaire d'ajouter des réponses « autre » que celles proposées, en indiquant que la balance bénéfice/risque est en faveur de la vaccination (voir les discours en annexe 1). Un exemple d'un sujet ayant un ancrage moderne modérément enraciné : « Car le rapport bénéfice risque est très favorable ». Il sera intéressant de noter que 6 sujets sur les 10 ayant un ancrage post-moderne « non méfiants » (faiblement ou modérément enracinés), n'ont pas indiqué avoir confiance en la médecine conventionnelle, mais ont pointé la balance bénéfice/risque en faveur de la vaccination, un exemple de sujet ayant un ancrage post-moderne faiblement enraciné : « Effets secondaires rares donc bénéfices meilleurs que risques ». Les 4 autres l'ayant indiqué, ont un registre de valeur plutôt centré sur l'éthique de la justice ou sur le registre mystique ou encore ont une égalité des registres. Un exemple d'un sujet post-moderne faiblement enraciné indiquant avoir confiance : « Je fais confiance à la vaccination et de toute façon nos modes de vie et de consommation sont bien plus catastrophiques et lourds de conséquence qu'un vaccin (dont les techniques sont connues et étudiées depuis des décennies). Les gens devraient se préoccuper de leur façon, de vivre chaque jour, de leurs téléphones, de leurs addictions aux supermarchés et aux produits transformés, que de lire des théories de complots sur les vaccins ».

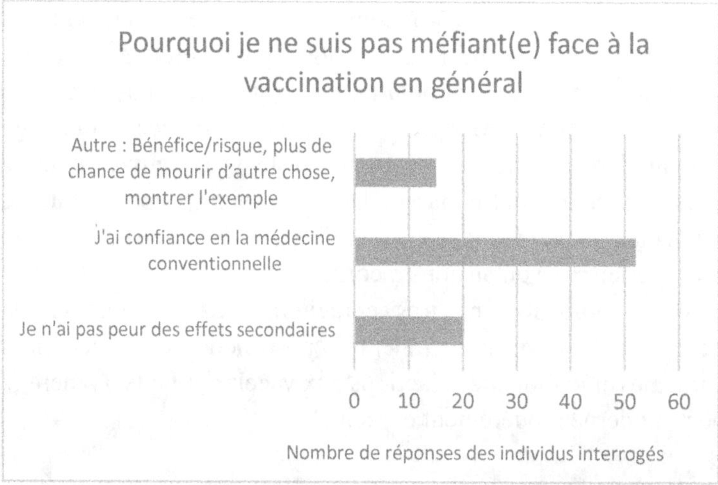

Figure 23 : Nombre de réponses des individus interrogés indiquant pourquoi ils ne sont pas méfiants face à la vaccination en général, n = 69.

Les sujets méfiants (figure 24) pointent quant à eux Big pharma, comme cause de leur méfiance, accompagnée de la peur des effets secondaires, du fait qu'on nous cache des choses sur les contenus des vaccins, 62 sujets sur 154 ont estimé nécessaire d'ajouter des réponses « autre » que celles proposées indiquant que globalement (figure 24 « autre » et figure 25) il existe un manque de recul sur les effets secondaires à long terme, qu'il n'y a pas/plus forcément d'intérêt de vacciner, que ce n'est pas efficace ou pas toujours efficace (voir les discours en annexe 2), voire que cela peut être nocif, mais aussi cela peut être dû à une situation propre (contre-indication par exemple). Le seul sujet avec un ancrage moderne (faiblement enraciné) qui indique être « méfiant », pointe quant à lui uniquement les effets secondaires et le fait qu'on nous cache des choses sur les contenus. On pourra noter qu'il possède une égalité des registres de valeurs mystique et épistémique.

Des exemples de sujets ayant un ancrage post-moderne méfiant : « Parce que nous ne regardons que les effets secondaires à court terme » (ancrage post-moderne faiblement enraciné) », « D'autres moyens que la vaccination pour gérer la santé des personnes et des populations » (ancrage post-moderne modérément enraciné), « Les vaccins sont inefficaces » (ancrage post-moderne faiblement enraciné), « Je veux œuvrer pour la santé et non contre la maladie » (ancrage post-moderne faiblement enraciné), « Mon potentiel pour avoir une bonne santé est supérieur à ce qu'on nous raconte. Les vaccins sont un leurre » (ancrage post-moderne très enraciné), « La vaccination est devenue un business » (ancrage post-moderne modérément enraciné) et « Violentes réactions aux vaccins enfants » (ancrage post-moderne modérément enraciné).

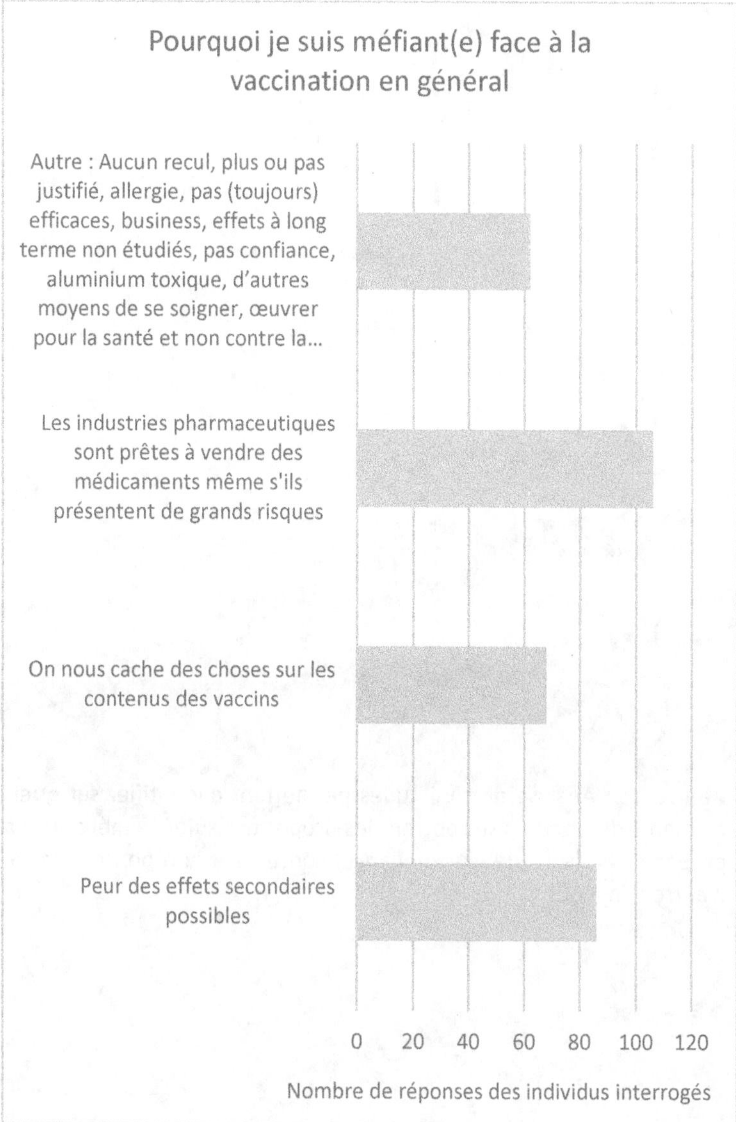

Figure 24 : Nombre de réponses des individus interrogés indiquant pourquoi ils sont méfiants face à la vaccination en général, n = 154.

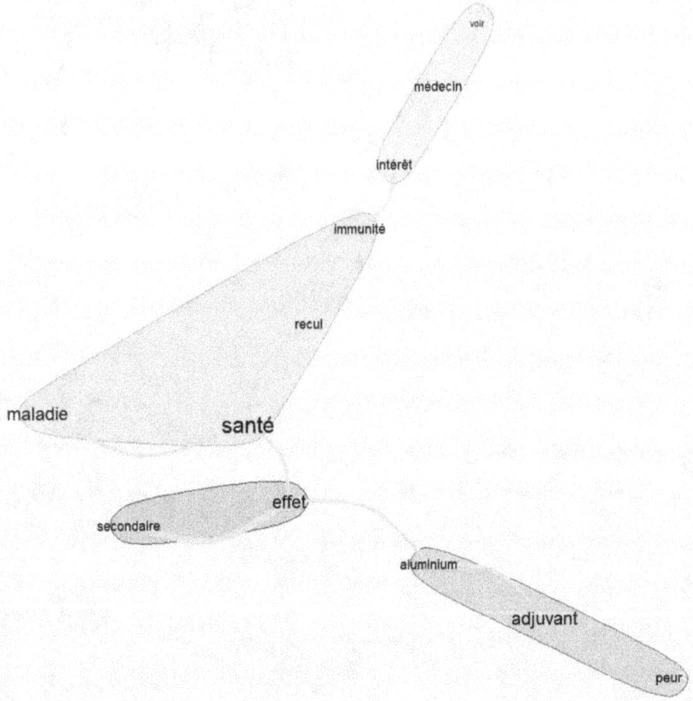

Figure 25 : Analyse de similitudes permettant d'identifier sur quels éléments du discours se centrent les propos des sujets « méfiants » à propos des raisons de leur méfiance, concernant la réponse ouverte « autre », n = 62.

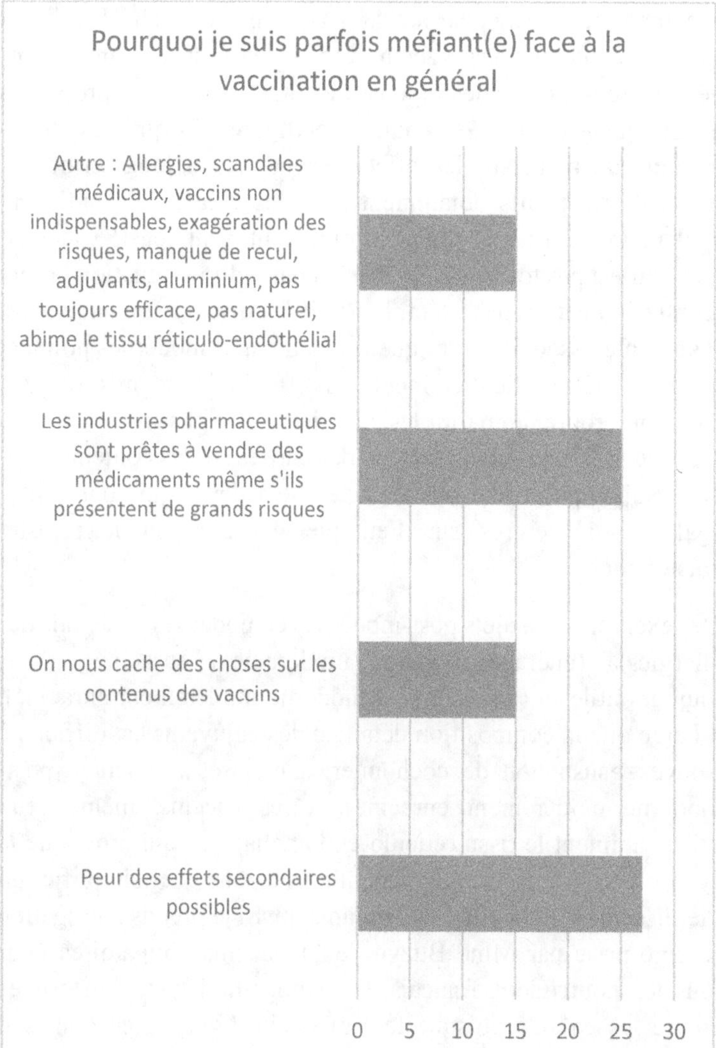

Figure 26 : Nombre de réponses des individus interrogés indiquant pourquoi ils sont parfois méfiants face à la vaccination en général, n = 61.

Les sujets parfois méfiants (figure 26) pointent de leur côté également, mais tout d'abord, les effets secondaires, accompagnés de Big pharma, du fait qu'on nous cache des choses sur les contenus des vaccins, 15 sujets sur 61 ont estimé nécessaire d'ajouter des réponses « autre » que celles proposées en indiquant (figure 26 « autre » et figure 27) qu'il existe un manque de recul sur les effets secondaires à long terme qui peuvent être nocifs notamment pour les enfants. Ils indiquent également qu'il n'y a pas/plus forcément d'intérêt de vacciner, que ce n'est pas toujours efficace, ou parle d'une situation propre (contre-indication par exemple) (voir les discours en annexe 3). Il sera intéressant de noter que les 7 ancrages modernes pointent quant à eux particulièrement les effets secondaires ou une situation propre, un parmi les 7, y ajoute Big pharma et un autre y ajoute le fait qu'on nous cache des choses sur les contenus. Ces deux sujets possèdent des registres de valeurs qui sont, soit à égalité, soit centrés sur l'éthique du *care* ou le registre épistémique.

Des exemples de sujets post-modernes et modernes : « Je fais des allergies » (ancrage moderne modérément enraciné), « Pas toujours utiles » (ancrage post-moderne modérément enraciné), « Parce que la composition détaillée des adjuvants est difficile à trouver=>suspicion de cochonneries incluses » (ancrage post-moderne modérément enraciné), « Les vaccins, même ceux utiles, abîment le tissu réticulo-endothélial ; ce qui provoque la sycose bien connue des homéopathes ; disons pour simplifier un vieillissement prématuré de l'organisme. Si je prends l'obligation récente prise par Mme Buzyn de 11 vaccins obligatoires pour tous les nourrissons français. C'est pour moi juste "un crime" contre les enfants puisque tout médecin digne de ce nom sait pertinemment que le système immunitaire d'en bébé n'est mature que vers ses dix-huit mois. Donc injecter 11 vaccins à des enfants de trois mois environ revient à affoler leur système immunitaire. Voilà hélas une belle bombe à retardement. Mais qu'importe, c'est le jackpot pour les fabricants et leurs actionnaires » (ancrage post-moderne modérément enraciné).

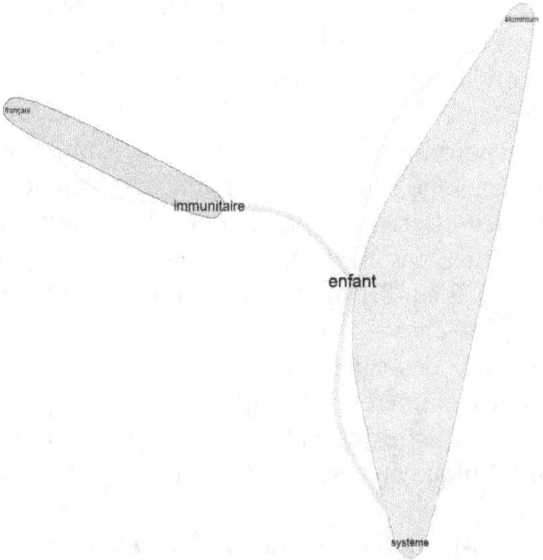

Figure 27 : Analyse de similitudes permettant d'identifier sur quels éléments du discours se centrent les propos des sujets « parfois méfiants », à propos des raisons de leur méfiance, concernant la réponse ouverte « autre », n = 15.

Conclusion :

Les sujets non méfiants face à la vaccination en général indiquent globalement qu'ils ne sont pas méfiants car la balance bénéfice/risque est en faveur de la vaccination, qu'ils ont confiance en la médecine pour les soigner et que les effets secondaires ne sont pas dangereux (annexe 1). Ces arguments seront valables quelque soit l'ancrage du sujet. On pourra noter que les ancrages post-modernes ayant ce type d'arguments sont des sujets dont les registres majoritairement mobilisés sont : éthique de la justice et/ou registre mystique ou égalité des éthiques ou égalité des registres.
Concernant les sujets méfiants ou parfois méfiants, nous pourrons retrouver communément une méfiance associée à Big pharma, aux effets secondaires, à la situation propre du sujet

(allergique, pas à risque, contre-indication, déjà eu le COVID etc…), à l'absence d'intérêt de l'utilisation d'un vaccin car d'autres méthodes naturelles existent pour vaincre les virus, à l'absence ou la faible efficacité des vaccins associés à une possible nocivité, et au fait que des choses sont probablement cachées sur les contenus des vaccins (annexes 2 et 3). Selon l'ancrage, on pourra y observer une différence, puisque les sujets avec un ancrage moderne pointeront majoritairement uniquement les effets secondaires et/ou la situation propre du sujet (allergique, pas à risque, contre-indication, déjà eu le COVID etc…). 3 sur 8 y ajouteront soit, big pharma, soit qu'on nous cache des choses. Les autres arguments sont retrouvés uniquement chez des sujets avec des ancrages post-modernes. Par ailleurs, il sera intéressant de noter que ces 3 sujets modernes possèdent des registres de valeurs qui sont, soit à égalité, soit centrés sur l'éthique du *care* ou le registre épistémique.

-Pourquoi suis-je méfiant(e) ou non face à la vaccination anti-COVID :

Les sujets interrogés ont indiqué les raisons qui les conduisaient à être ou ne pas être méfiant face à la vaccination anti-COVID. Ils ont répondu en utilisant les réponses fermées proposées, et un pourcentage d'entre eux, variable et plus restreint, a souhaité y ajouter des informations qualitatives supplémentaires ou complémentaires. Ces discours, regroupés en annexes, serviront d'illustration quant aux arguments supplémentaires développés.

-59 sujets sur 69 non méfiants en général, indiquent vouloir se faire vacciner contre la COVID. 10 sujets ne souhaitent pas, ou hésitent à se faire vacciner : qui sont-ils et pourquoi ?

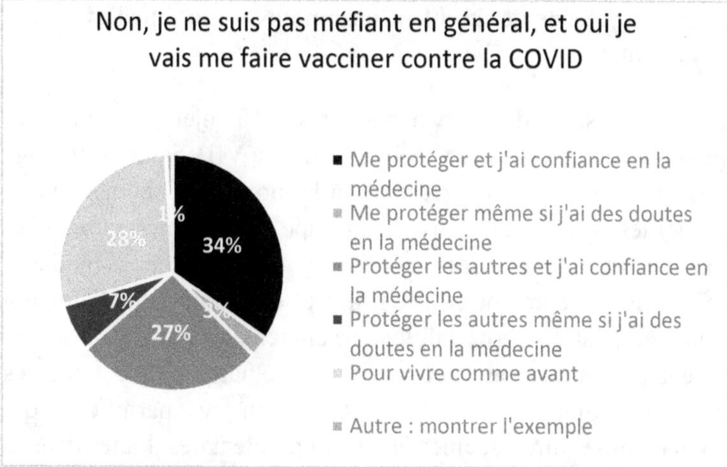

Figure 28 : Répartition en pourcentage, des sujets non méfiants en général, indiquant leurs raisons pour se faire vacciner contre la COVID, n = 59.

Les 59 sujets souhaitant se faire vacciner (figure 28), indiquent principalement qu'ils souhaitent se protéger puis protéger les autres, et qu'ils ont confiance en la médecine conventionnelle. Par ailleurs, ils indiquent vouloir retrouver leur liberté et vivre comme avant. 1 % d'entre eux a estimé nécessaire d'apporter des informations qualitatives supplémentaires par rapport aux réponses proposées, deux exemples : « Parce que je veux protéger les autres et moi-même, et que j'ai confiance en la médecine conventionnelle » (ancrage moderne très enraciné) ; « Je ne dirais pas "vivre à nouveau comme avant" tout à fait, mais au moins un stade intermédiaire (ex : enlacer mes proches) » (ancrage moderne très enraciné). Certains vont indiquer qu'ils souhaitent d'abord protéger les autres puis se protéger, mais qu'ils ont des doutes dans la médecine conventionnelle (figure 28 : 7 % et 3 %). Il est intéressant de noter que les sujets pointant des doutes dans la médecine conventionnelle sont des individus ayant un ancrage post-moderne ou indéterminé. On pourra d'ailleurs observer que des sujets post-modernes ayant indiqué faire confiance à la médecine pour les soigner correctement dans la partie précédente, pointent néanmoins ici le fait d'avoir des doutes en elle.

Il est intéressant d'observer que sur les 10 sujets ne souhaitant pas ou hésitant à se faire vacciner (Tableau VII), 5 ont un ancrage post-moderne, ce qui correspond à la moitié des ancrages post-modernes retrouvés dans le groupe « non méfiant ». Des exemples : « Je n'ai pas confiance » (ancrage post-moderne modérément enraciné), « Pas assez de recul actuellement » (ancrage post-moderne faiblement enraciné). Parmi les 5 autres sujets post-modernes, nous pouvons remarquer que nous les retrouvons quasiment tous à une exception près, parmi ceux qui souhaitent se faire vacciner, mais qui pointent des doutes dans la médecine conventionnelle (voir figure 28). Il est également important de noter d'après le tableau VII et l'annexe 1, que 2 sujets sur 3 indiquent ne pas vouloir changer d'avis face à la non-volonté de se faire vacciner. Un exemple : « À ce jour, je ne pense pas changer d'avis mais sait-on jamais » (ancrage post-moderne faiblement enraciné). Une fois encore, ces sujets ont soit un ancrage post-moderne, soit un ancrage indéterminé. Concernant les 3 ancrages modernes, les raisons avancées à ces hésitations sont : la nécessité d'avoir du recul sur le vaccin, le problème des effets secondaires, l'attente de savoir s'ils doivent se faire vacciner, et le fait de ne pas savoir si malgré le vaccin, ils peuvent transmettre le virus. Tous les sujets ayant un ancrage moderne indiquent qu'ils changeront d'avis quand il y aura plus de recul et qu'ils en sauront plus. Un exemple : « Quand il y aura du recul sur ces vaccins ARN » (ancrage moderne modérément enraciné).

10 sujets sur 69 ne veulent pas ou hésitent	3 sujets disent « non »	4 sujets disent « peut-être »	3 sujets disent « je ne sais pas »
Ancrage moderne	1	1	1
Ancrage post-moderne	1	2	2
Indéterminé	1		

Tableau VII : Nombre de sujets « non méfiants face à la vaccination en général » ne souhaitant pas ou hésitant à se faire vacciner en fonction de leur ancrage, n = 10.

-5 sujets sur 154 méfiants en général, indiquent vouloir se faire vacciner contre la COVID. 149 sujets ne souhaitent pas, ou hésitent à se faire vacciner : qui sont-ils et pourquoi ?

Les 5 sujets souhaitant se faire vacciner (figure 29), indiquent principalement qu'ils souhaitent protéger les autres puis se protéger et vivre comme avant, même s'ils ont des doutes en la médecine conventionnelle. Ces sujets ont tous un ancrage post-moderne. Nous pouvons retrouver ici des arguments similaires couplés aux doutes face à la médecine conventionnelle, tout comme les sujets ayant des ancrages post-modernes ou indéterminés retrouvés parmi les non méfiants en général, et qui souhaitent se faire vacciner (cf. figure 28).

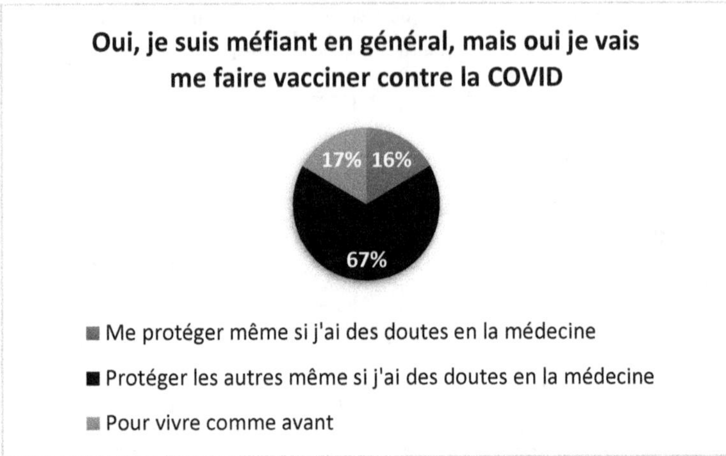

Figure 29 : Répartition en pourcentage, des sujets méfiants en général, indiquant leurs raisons pour se faire vacciner contre la COVID, n = 5.

Il est intéressant d'observer que sur les 149 sujets ne souhaitant pas ou hésitant à se faire vacciner (Tableau VIII), 1 seul a un ancrage moderne, 132 ont un ancrage post-moderne et 16 ont un ancrage indéterminé.

Concernant les ancrages post-modernes et indéterminés, nous pouvons observer que les raisons avancées restent majoritairement la présence d'effets secondaires, puis le fait de ne pas en voir l'utilité ou de ne pas être à risque (figures 30, 31 et 32, et discours en annexe 2). Des exemples : « Il existe des traitements efficaces et le bénéfice risque est négatif » (ancrage post-moderne faiblement enraciné), « Aucune étude avec du recul » (ancrage post-moderne très enraciné), « La covid n'est pas mortelle pour un grand nombre de personnes. A mon âge, je ne suis pas à risque. Ma santé m'appartient » (ancrage indéterminé), « Du marketing, aucune étude indépendante, aucune assurance que le "vaccin" est utile » (ancrage post-moderne modérément enraciné).

Les sujets ne voulant pas se faire vacciner partagent plus leurs raisons entre les effets secondaires et l'absence d'utilité (figure 30), alors que les sujets hésitant y voient majoritairement le problème des effets secondaires (figures 31 et 32). Les sujets ne voulant pas se faire vacciner indiquent à 77 % qu'ils ne changeront pas d'avis (figure 33). Les sujets hésitants ou ceux qui ne veulent pas mais pourraient changer d'avis, indiquent qu'ils changeront d'avis principalement s'ils pensent qu'ils peuvent rendre malades les autres ou pour retrouver leur liberté (figures 34 et 35).

Concernant le sujet ayant un ancrage moderne, il indique qu'il hésite à cause des effets secondaires, mais qu'il changera d'avis lorsqu'il y aura du recul et si c'est nécessaire pour retrouver sa liberté.

149 sujets sur 154 ne veulent pas ou hésitent	125 sujets disent « non »	17 sujets disent « peut-être »	7 sujets disent « je ne sais pas »
Ancrage moderne		1	
Ancrage post-moderne	117	11	4
Indéterminé	8	5	3

Tableau VIII : Nombre de sujets « méfiants face à la vaccination en général » ne souhaitant pas ou hésitant à se faire vacciner en fonction de leur ancrage, n = 149.

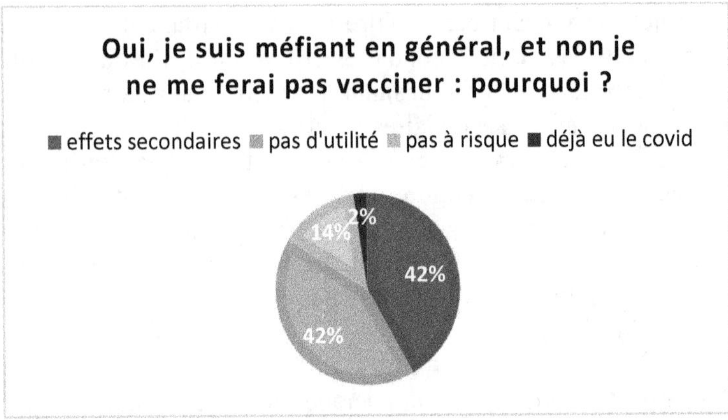

Figure 30 : Répartition en pourcentage, des sujets méfiants en général, indiquant leurs raisons pour ne pas se faire vacciner contre la COVID, n = 125.

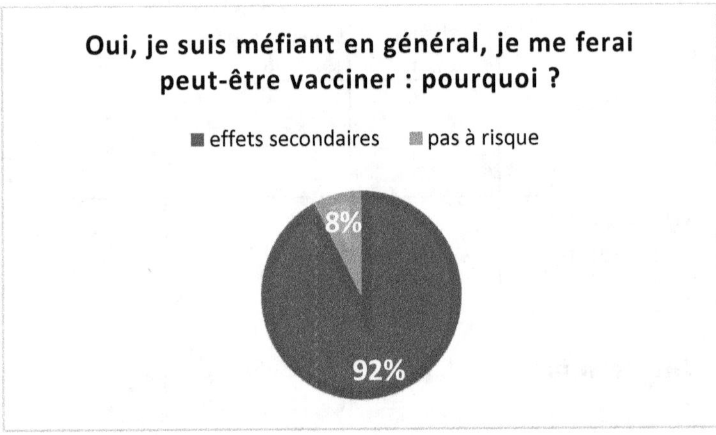

Figure 31 : Répartition en pourcentage, des sujets méfiants en général, indiquant leurs raisons pour peut-être se faire vacciner contre la COVID, n = 16.

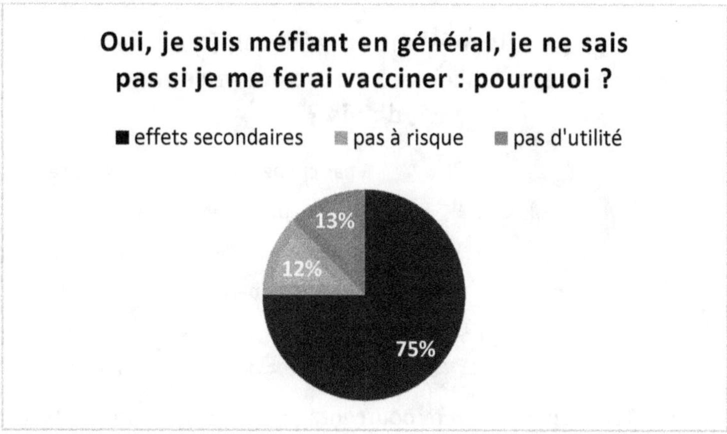

Figure 32 : Répartition en pourcentage, des sujets méfiants en général, indiquant leurs raisons face à leur position « je ne sais pas si je me ferai vacciner contre la COVID », n = 7.

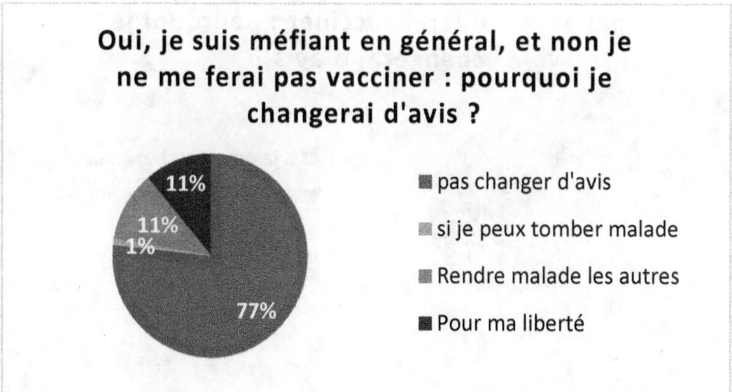

Figure 33 : Répartition en pourcentage, des sujets méfiants en général qui ne veulent pas se faire vacciner contre la COVID, indiquant leurs raisons de changements d'avis possibles ou non, n = 125.

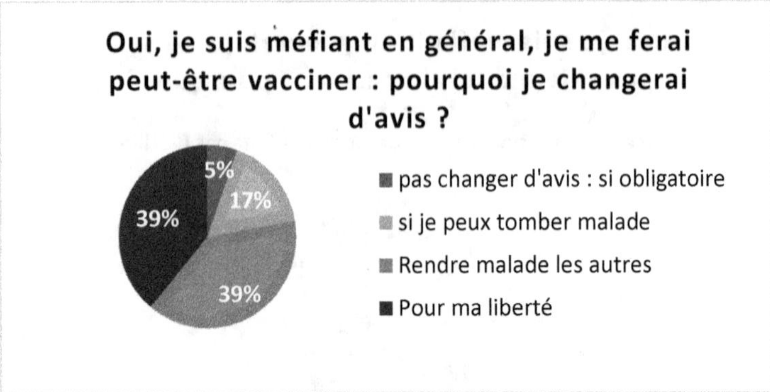

Figure 34 : Répartition en pourcentage, des sujets méfiants en général qui veulent peut-être se faire vacciner contre la COVID, indiquant leurs raisons de changements d'avis possibles, n = 16.

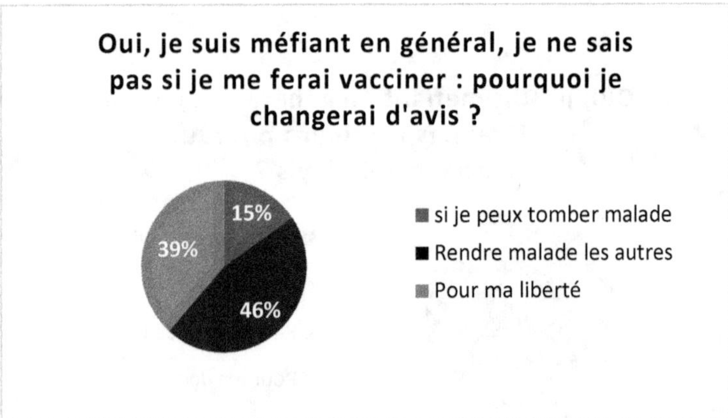

Figure 35 : Répartition en pourcentage, des sujets méfiants en général qui ne savent pas s'ils se feront vacciner contre la COVID, indiquant leurs raisons de changements d'avis possibles, n = 7.

-14 sujets sur 61 parfois méfiants, indiquent vouloir se faire vacciner contre la COVID. 48 sujets ne souhaitent pas, ou hésitent à se faire vacciner : qui sont-ils et pourquoi ?

Concernant les sujets souhaitant se faire vacciner (figure 36 et discours en annexe 3), ils indiquent le faire principalement pour retrouver leur liberté, se protéger et protéger les autres, même s'ils n'ont pas confiance en la médecine conventionnelle. Certains donneront ces mêmes arguments, mais indiqueront avoir confiance (6 %) : on y retrouvera des ancrages modernes principalement et quelques ancrages post-modernes ou indéterminés. Aucun ancrage moderne n'est retrouvé parmi les sujets doutant de la médecine conventionnelle. Des exemples : « Parce que je suis atteinte de spondylarthrite et que mon traitement par biothérapies m'oblige à être vacciné pour tout... » (ancrage post-moderne modérément enraciné), « Parce que, vu mon âge, je serai vaccinée avec le vaccin Pfizer, justement sans adjuvant ni Al » (ancrage post-moderne modérément enraciné), « Par contre, je ne sais quand sera commercialisé un vaccin propre et sans danger » (ancrage post-moderne modérément enraciné).

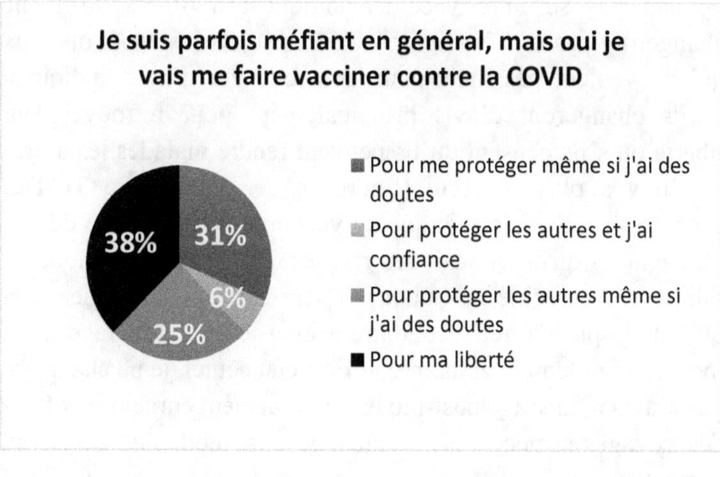

Figure 36 : Répartition en pourcentage, des sujets parfois méfiants en général, indiquant leurs raisons pour se faire vacciner contre la COVID, n = 14.

Quant aux sujets hésitants ou ne voulant pas se faire vacciner, on pourra identifier (Tableau IX) 5 ancrages modernes, 35 ancrages post-modernes et 8 ancrages indéterminés.

Concernant les ancrages post-modernes et indéterminés, nous pouvons observer que les raisons avancées restent majoritairement la présence d'effets secondaires, puis le fait de ne pas en voir l'utilité ou de ne pas être à risque (figures 37, 38 et 39, et discours en annexe 3). Des exemples : « Je ne suis pas malade et pratique des traitements préventifs et ai confiance dans les traitements précoces qui me seront proposés » (ancrage post-moderne faiblement enraciné), « Bénéfice/risque trop inconnu covid » (ancrage post-moderne faiblement enraciné).

Les sujets ne voulant pas se faire vacciner partagent plus leurs raisons entre les effets secondaires et l'absence d'utilité (figure 37), alors que les sujets hésitant y voient majoritairement le problème des effets secondaires (figures 38 et 39). Les sujets ne voulant pas se faire vacciner indiquent à 40 % qu'ils ne changeront pas d'avis (figure 40). Les sujets hésitants ou ceux qui ne veulent pas mais pourraient changer d'avis, indiquent qu'ils changeront d'avis principalement pour retrouver leur liberté ou s'ils pensent qu'ils peuvent rendre malades les autres et s'il y a plus de recul (figures 41 et 42, annexe 3). Des exemples : « Et si je sais que ce vaccin a fait la preuve de son efficacité et qu'on connaît ses risques » (ancrage post-moderne faiblement enraciné), « Quand on sera sûr qu'il est efficace et qu'il n'y a pas d'effet secondaire à long terme » (ancrage post-moderne faiblement enraciné), « En l'état actuel, je ne changerai pas d'avis » (ancrage post-moderne faiblement enraciné), « Pour des voyages si nécessaire » (ancrage post-moderne faiblement enraciné).

48 sujets sur 61 ne veulent pas ou hésitent	28 sujets disent « non »	13 sujets disent « peut-être »	7 sujets disent « je ne sais pas »
Ancrage moderne	2	2	1
Ancrage post-moderne	23	6	6
Indéterminé	3	5	

Tableau IX : Nombre de sujets « parfois méfiants face à la vaccination en général » ne souhaitant pas ou hésitant à se faire vacciner en fonction de leur ancrage, n = 61.

Concernant les sujets ayant un ancrage moderne, ils indiquent qu'ils hésitent à cause des effets secondaires et/ou qu'ils ne sont pas à risque ou qu'ils font des allergies aux vaccins ou encore qu'ils ont déjà eu la COVID, exemple (annexe 3) : « Allergie aux vaccins » (ancrage moderne modérément enraciné). Ils indiquent qu'ils changeront d'avis lorsqu'il y aura du recul.

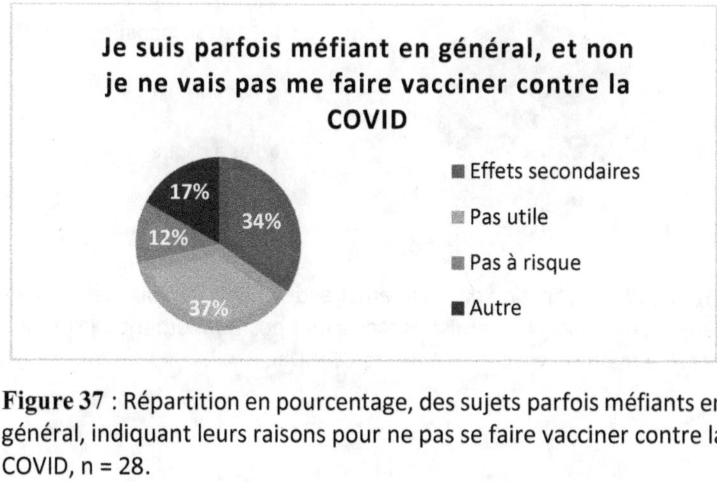

Figure 37 : Répartition en pourcentage, des sujets parfois méfiants en général, indiquant leurs raisons pour ne pas se faire vacciner contre la COVID, n = 28.

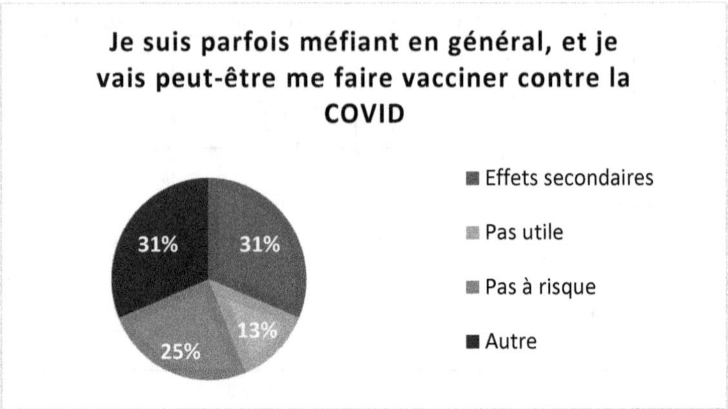

Figure 38 : Répartition en pourcentage, des sujets parfois méfiants en général, indiquant leurs raisons pour ne peut-être pas se faire vacciner contre la COVID, n = 13.

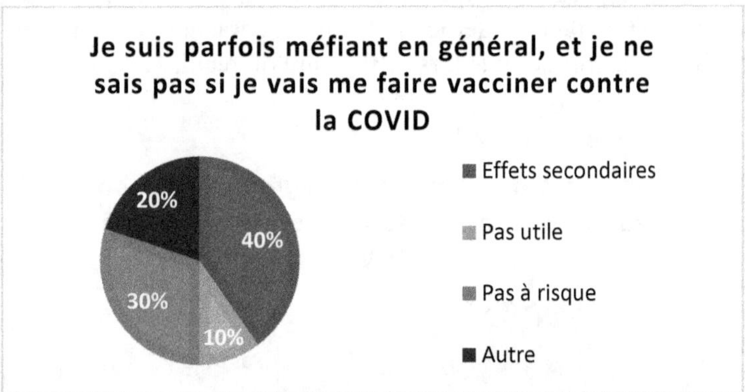

Figure 39 : Répartition en pourcentage, des sujets parfois méfiants en général, indiquant leurs raisons face à leur positionnement « je ne sais pas si je me ferai vacciner contre la COVID », n = 7.

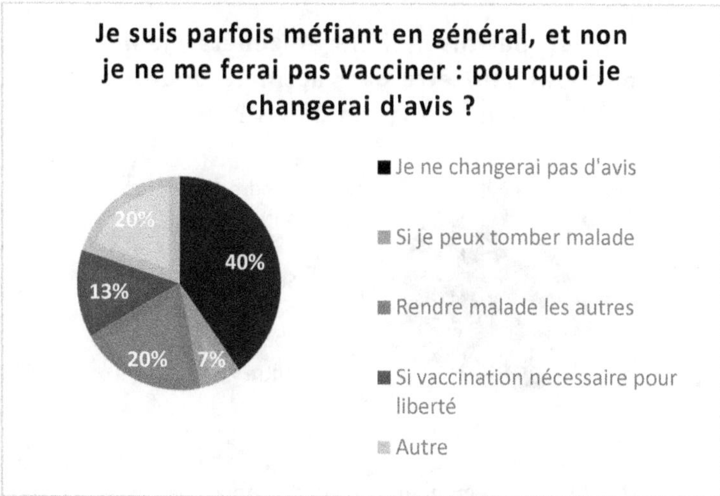

Figure 40 : Répartition en pourcentage, des sujets parfois méfiants en général, ne voulant pas se faire vacciner et indiquant leurs raisons de changements d'avis possibles ou non, n = 28.

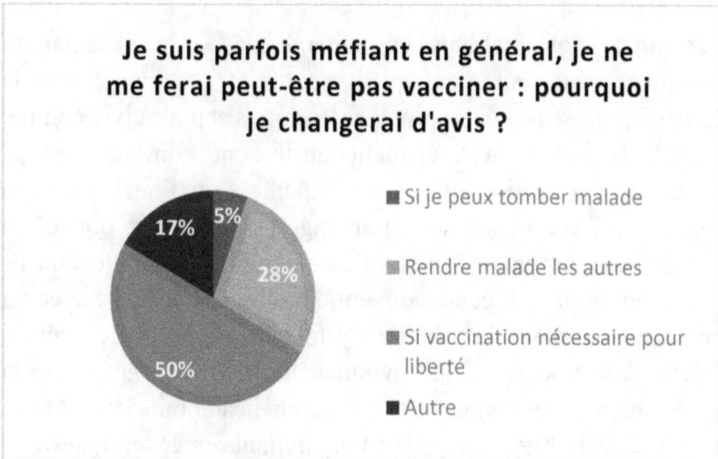

Figure 41 : Répartition en pourcentage, des sujets parfois méfiants en général, voulant peut-être ne pas se faire vacciner et indiquant leurs raisons de changements d'avis possibles ou non, n = 13.

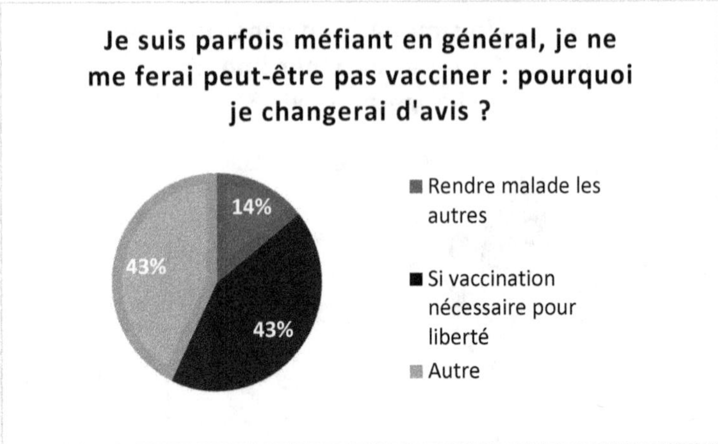

Figure 42 : Répartition en pourcentage, des sujets parfois méfiants en général, ne sachant pas s'ils veulent se faire vacciner et indiquant leurs raisons de changements d'avis possibles ou non, n = 7.

Conclusion :

Les sujets non méfiants en général face à la vaccination, indiquent majoritairement qu'ils se feront vacciner contre la COVID pour se protéger, protéger les autres et pour vivre comme avant. Ils indiquent également qu'ils ont confiance en la médecine conventionnelle. Pour autant, selon l'ancrage, nous verrons que certains ayant un ancrage post-moderne donneront ces mêmes arguments mais l'associeront aux doutes qu'ils possèdent en la médecine conventionnelle. Aucun sujet avec un ancrage moderne ne le pointera. Parfois même, ce sont les mêmes sujets post-modernes qui évoquaient avoir confiance en la médecine pour les soigner, qui pointeront néanmoins leurs doutes face à cette dernière. Les sujets non méfiants en général, hésitant ou ne voulant pas se faire vacciner, pointent quant à eux le manque de recul, les effets secondaires, la situation propre du sujet (allergie, pas à risque, contre-indication, déjà eu le COVID). Les sujets avec un ancrage post-moderne pointeront en plus, les doutes et limites de le médecine conventionnelle. Si les sujets avec un ancrage moderne diront tous qu'ils pourront changer d'avis lorsqu'ils auront plus d'informations ou de recul, cela sera moins vrai pour les sujets avec un ancrage post-moderne. Ces derniers, soit, indiquent la même chose en y ajoutant qu'ils le feront si c'est nécessaire pour vivre comme avant, soit indiquent qu'ils ne changeront pas d'avis.

Les sujets méfiants ou parfois méfiants en général, indiqueront pour une faible partie d'entre eux, qu'ils se feront vacciner contre la COVID pour se protéger, protéger les autres et pour vivre comme avant, même s'ils ont des doutes dans la médecine conventionnelle. Ces sujets ont des ancrages post-modernes (ou indéterminés). Quant aux sujets ne souhaitant pas ou hésitant à se faire vacciner, ils pointeront les mêmes arguments que les sujets non méfiants, hésitant ou ne voulant pas : le manque de recul, les effets secondaires, la situation propre du sujet (allergie, pas à risque, contre-indication, déjà eu le COVID). Si ces arguments sont les seuls concernant les ancrages modernes, nous verrons que ceux qui y ajoutent des arguments supplémentaires, possèdent un ancrage post-moderne (ou indéterminé). Les arguments supplémentaires sont, le manque de confiance et les limites de la médecine conventionnelle, big pharma, l'absence ou le faible intérêt d'utiliser la vaccination, la remise en cause de l'efficacité de protection vaccinale, l'existence d'autres moyens plus naturels pour lutter contre les virus. Les sujets avec un ancrage moderne indiqueront qu'ils changeront d'avis lorsqu'il y aura plus de recul, alors que les sujets avec un ancrage post-moderne indiqueront soit, la même chose en y ajoutant qu'ils le feront si c'est nécessaire pour vivre comme avant et/ou s'ils peuvent rendre malades les autres, soit qu'ils ne changeront pas d'avis.

Chapitre IV

CONCLUSION

En conclusion de cette analyse exploratoire, nous pouvons proposer que les raisons et le changement d'avis possible, face au positionnement sur la vaccination, soient liés aux registres de valeurs éthiques (justice *vs care*), mystique, épistémique, et à l'ancrage sociologique du sujet au sein de son système de représentations.

Nous pouvons également identifier que les sujets ayant un ancrage moderne ou post-moderne, possèdent tous un centre de gravité situé sur l'ancrage correspondant. Selon le degré d'enracinement dans l'ancrage, le centre de gravité sera plus ou moins proche ou éloigné de l'ancrage opposé. Il est intéressant de souligner que les sujets face à une hésitation vaccinale ou en opposition face à la vaccination, n'ont pas pour autant un centre de gravité totalement déporté sur l'ancrage post-moderne. Si on y retrouve en effet, les sujets ayant un ancrage post-moderne très enraciné (13 sujets, qui sont d'ailleurs peu nombreux dans notre échantillon), on retrouvera également parmi les 89 individus opposants à la vaccination qui ne souhaitent pas changer d'avis (figures 43 et 44), des sujets ayant des ancrages post-modernes modérément et faiblement enracinés. Il est par ailleurs intéressant de voir, que le niveau d'études et la filière d'études supérieures n'ont pas d'influence sur ce choix et suivent la distribution initiale, tout comme pour le reste de l'analyse, au sein de notre échantillon (figures 43 et 44).

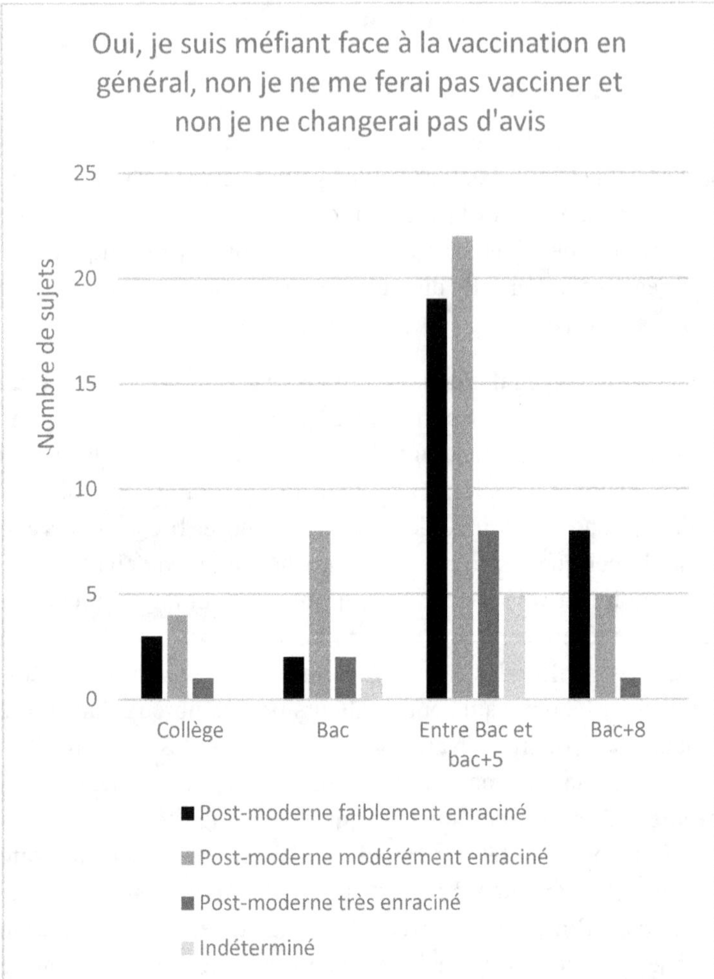

Figure 43 : Nombre de sujets « méfiants en général, ne voulant pas se faire vacciner et ne voulant pas changer d'avis », en fonction de leur niveau d'études et en fonction de leur degré d'enracinement dans l'ancrage, n = 89.

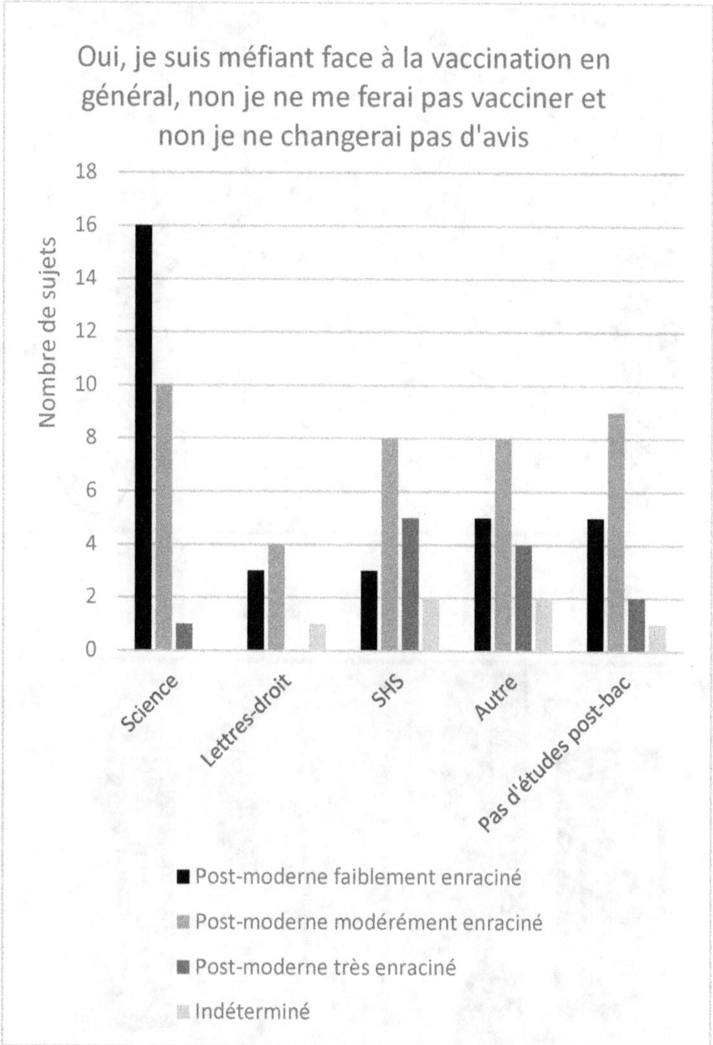

Figure 44 : Nombre de sujets « méfiants en général, ne voulant pas se faire vacciner et ne voulant pas changer d'avis », en fonction de leur filières d'études supérieures et en fonction de leur degré d'enracinement dans l'ancrage, n = 89.

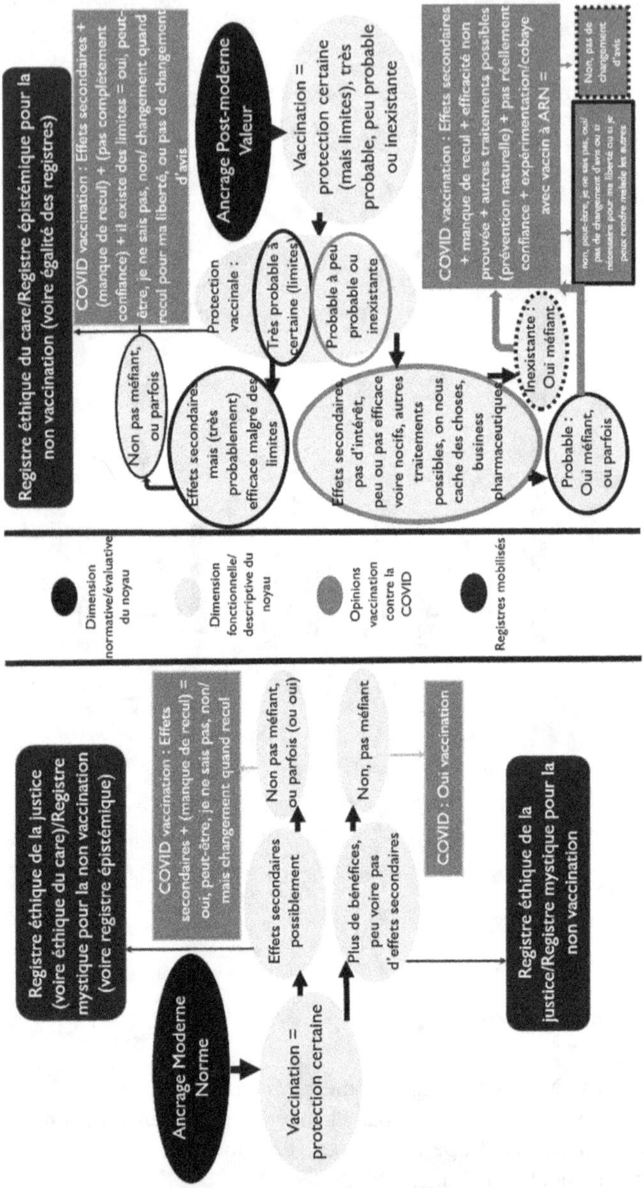

Figure 45 : Schéma explicatif présentant les représentations sociales opposées au sujet de la vaccination. A droite, les représentations des sujets centrées sur un ancrage post-moderne et la valeur d'une médecine sans effets secondaires prenant mieux en compte l'individu. A gauche, les représentations des sujets centrées sur un ancrage moderne et la norme scientifique/pharmacologique.

En conséquence, un schéma explicatif des représentations pourrait être proposé, prenant en compte l'ancrage sociologique en lien avec la dimension normative/évaluative du noyau de la représentation, les arguments développés correspondant à la dimension fonctionnelle/descriptive du noyau, dont le degré d'efficacité de protection de la vaccination est central, et les registres de valeurs mobilisés (figure 45). Il est à noter qu'une étude de la littérature sur les représentations de médecins et de patients pointait déjà en 2012, que les bénéfices attendus en termes de prévention concernant la vaccination, semblaient constituer le noyau central de leurs représentations (Sardy *et al.*, 2012). Ce schéma se basera sur l'hypothèse d'un système de représentations commun à l'objet homéopathie. Ce dernier devra être vérifié à partir d'analyses qualitatives et quantitatives ultérieures. Ce schéma explicatif doit donc être considéré dans la perspective de ces limites.

A droite (figure 45), est détaillée la représentation sociale des sujets ayant un ancrage post-moderne. Cet ancrage est lié à la dimension évaluative centrée sur la valeur d'une médecine sans effets secondaires, prenant mieux en compte l'individu (ovale noir). Nous pouvons comprendre, d'après l'analyse, que l'ensemble des sujets ayant un ancrage post-moderne, pointera les limites existantes à la médecine conventionnelle. Concernant la vaccination, nous pourrons donc voir, en plus de l'existence de limites pointées en général, une évaluation de cet objet avec un degré de certitude face à sa protection. On pourra y distinguer les sujets avec un degré de certitude important voire total, de ceux qui y verront une efficacité relative, voire nulle.

-Ceux, pour qui le degré de certitude est important voire total, correspondront aux profils des sujets non méfiants ou parfois méfiants, même s'ils pointent l'existence possible d'effets secondaires et les limites de la médecine conventionnelle, ils indiqueront que la balance bénéfice/risque est en faveur de la vaccination et pourront indiquer avoir confiance en la médecine pour les soigner correctement. Ces sujets souhaiteront se faire vacciner contre la COVID. Cependant s'ils estiment qu'il y a un manque de recul et qu'ils n'ont pas complètement confiance, ou si leur situation propre contre-indique ou ne nécessite pas la vaccination, soit ils hésiteront, soit ils ne voudront pas se faire vacciner. Dans ce cas, certains ne voudront pas changer d'avis, et d'autres le feront pour retrouver leur vie d'avant. Qualitativement, ces profils post-modernes semblent être davantage associés à des registres de valeurs tendant vers l'éthique de la justice ou le registre mystique, ou vers une égalité des éthiques et des registres.

-Concernant les sujets ayant un ancrage post-moderne, dont le degré de certitude est plus relatif (voire nul) face à l'efficacité de la protection vaccinale en général, la dimension fonctionnelle du noyau est associée à des arguments supplémentaires : absence d'intérêt ou intérêt limité de la vaccination, voire nocif, autres traitements naturels possibles, on nous cache des choses sur les contenus des vaccins, et business pharmaceutique. Selon que les sujets évaluent la vaccination comme ayant une efficacité faible ou nulle, le choix sur la vaccination anti-COVID différera. On retrouvera les opposants à la vaccination anti-COVID qui indiquent ne pas vouloir changer d'avis, principalement chez les sujets estimant que l'efficacité et quasiment inexistante, voire que les vaccins sont nocifs. Ils y ajouteront le manque de recul et le sentiment d'une expérimentation mondiale dans laquelle ils seraient des cobayes. Les sujets ayant un degré de certitude faible mais non nul face à l'efficacité vaccinale en général, soit ne souhaiteront pas se faire vacciner contre la COVID pour des raisons équivalentes, soit hésiteront à le faire malgré des raisons équivalentes. Certains estimeront ne pas changer d'avis, d'autres indiqueront changer si c'est obligatoire pour retrouver leur liberté ou s'ils pensent rendre malades les autres. Les registres de valeurs associées à ces profils, sont principalement centrés sur l'éthique du *care* et le registre épistémique.

A gauche (figure 45), est détaillée la représentation sociale des sujets ayant un ancrage moderne. Cet ancrage est lié à la dimension normative centrée sur la norme scientifique et pharmacologique (ovale noir). Nous pouvons comprendre, d'après l'analyse, que l'ensemble des sujets ayant un ancrage moderne, ne pointera pas de limites à la médecine conventionnelle, mais mettra en avant la balance bénéfice/risque. Concernant la vaccination, nous pourrons donc voir une évaluation de cet objet comme efficace au regard du cadre normatif. Les sujets qui pointeront néanmoins l'existence d'effets secondaires importants possibles, seront à distinguer de ceux qui n'en voient que très peu, voire pas.

-Les sujets avec un ancrage moderne voyant des effets secondaires importants possibles et/ou dont la situation propre contre-indique ou ne nécessite pas la vaccination, correspondront aux individus non méfiants ou parfois méfiants en général. Ils souhaiteront se faire vacciner contre la COVID. Cependant, lorsque s'y ajoutera l'évaluation d'un manque de recul, ils hésiteront, mais indiqueront qu'ils changeront d'avis lorsqu'ils en sauront plus. Ces sujets, bien que globalement associés aux registres liés à l'ancrage (éthique de la justice et registre mystique), sont plus associés à des registres de valeurs éthique du *care*, registre épistémique ou à l'égalité des éthiques et des registres.

-Les sujets avec un ancrage moderne ne voyant pas d'effets secondaires importants possibles, ou n'en voyant quasiment pas, correspondront aux sujets non méfiants qui souhaiteront se faire vacciner contre la COVID. Ces sujets sont tous associés aux registres de l'éthique de la justice et au registre mystique.

Il sera intéressant de noter que les éléments de la littérature existants ont permis de classifier les arguments des sceptiques/opportunistes ou opposants/radicaux à la vaccination. Cette classification, rappelons-le, identifie chez les opposants ou radicaux (Floret, 2010 ; Salvadori & Vignaud, 2019) l'argument naturaliste (laisser faire la nature), l'antivaccinisme religieux (le destin et la volonté de Dieu justifient les maladies), l'argument alterscientifique (absence d'intérêt scientifique à la vaccination) et l'argument politique/le Big pharma (la vaccination est aussi une affaire politique et économique). Ils correspondent aux arguments retrouvés dans la sous-dimension fonctionnelle/descriptive des sujets ayant un ancrage post-moderne dont le degré de certitude face à l'efficacité vaccinale est plus faible, voire nul.

Concernant les sceptiques ou opportunistes (Floret, 2010 ; Salvadori & Vignaud, 2019), la littérature nous indique qu'ils pointent les effets secondaires, les traitements naturels, les scandales médicaux, qu'ils veulent une réflexion sur l'efficacité des vaccins et que des situations propres peuvent participer à leur hésitation. Auront pu y être classés, les sujets avec un ancrage moderne pointant les effets secondaires et/ou une situation propre, les ancrages post-modernes avec un degré de certitude plus important mais pointant un manque de confiance et/ou une situation propre, et également des sujets ayant un ancrage post-moderne avec un degré de certitude plus faible, correspondant à ceux évoqués précédemment.

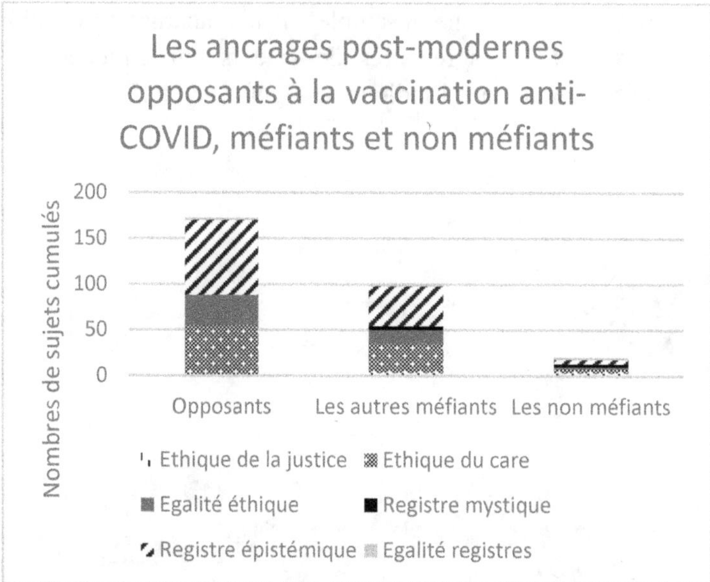

Figure 46 : Profil des sujets ayant un ancrage post-moderne en fonction de leurs registres de valeurs et de leur décision face à la vaccination : opposants à la vaccination et ne voulant pas changer d'avis (n = 89), les autres méfiants pouvant changer d'avis (n = 60) et les non méfiants (n = 10).

Pour autant, il est intéressant de voir au travers de cette analyse, que les sujets classés d'opposants ou d'antivax dans la littérature, et assimilés à des radicaux opposés à la médecine allopathique, correspondent à ceux, au sein de notre étude, qui se disent méfiants face à la vaccination en général, qui ne veulent pas se faire vacciner et qui ne souhaitent pas changer d'avis. Nous aurions pu nous attendre à y trouver uniquement des sujets avec des ancrages post-modernes très enracinés, dont le centre de gravité est totalement déporté sur cet ancrage. Cependant, il est apparu dans notre analyse qu'ils correspondent à la fois à ce profil d'enracinement (peu nombreux dans l'étude), mais également à des sujets possédant des enracinements plus modérés et plus faibles, dont le centre de gravité est donc moins éloigné du centre de gravité de l'ancrage moderne et de la norme scientifique. En revanche, il semble que leur ancrage soit couplé prioritairement à des registres de valeurs épistémiques plus enracinés, comme nous l'indique les figures 46 et 47.

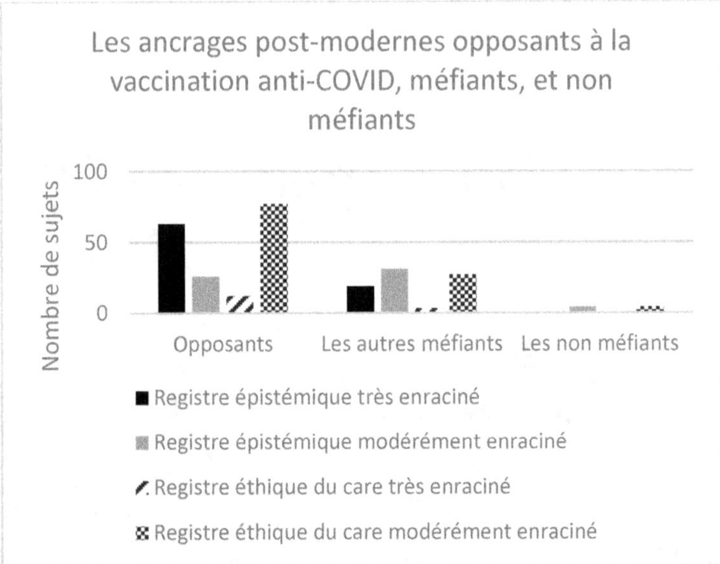

Figure 47 : Profil des sujets ayant un ancrage post-moderne en fonction de leur enracinement (très enraciné ou modérément enraciné) dans les registres de valeurs épistémique et éthique du *care* et de leur décision face à la vaccination : opposants à la vaccination et ne voulant pas changer d'avis (n = 89), les autres méfiants pouvant changer d'avis (n = 60) et les non méfiants (n = 10).

Déjà en 2017, la littérature nous indique (Amin *et al.*, 2017) que les parents hésitants ou s'opposant face à la vaccination pour leurs enfants, ont des valeurs morales qui semblent clairement associées à cette hésitation vaccinale. Rappelons que dans cette étude, les valeurs morales pureté *vs* dégradation, liberté *vs* oppression, protection *vs* nuisance, ont été analysées. Les parents ayant une hésitation modérée face à la vaccination expriment deux fois plus la valeur pureté *vs* dégradation, et ceux qui hésitent fortement expriment deux fois plus à la fois cette même valeur et la valeur liberté *vs* oppression. Ces données sont en corrélation avec notre analyse et semblent certainement liées aux ancrages sociologiques et aux registres de valeurs éthiques mobilisés (justice *vs care*).

Chapitre V

LES LIMITES DE CETTE ÉTUDE

1) L'analyse s'est faite au travers d'un questionnaire, qui nécessiterait de façon complémentaire des entretiens narratifs afin d'appréhender plus finement les profils et les ancrages (notamment pour les profils « indéterminés », ou encore pour les registres éthique, mystique, épistémique).

2) Cette étude fait l'hypothèse d'un système de représentations commun entre l'objet homéopathie et la vaccination, voire d'autres objets science-société. Elle devra être confirmée par d'autres études qualitatives et quantitatives ultérieures.

3) Cette analyse se voulant qualitative, elle ne permet pas d'identifier la proportion réelle de la population classée ici parmi les « oui, non, parfois méfiants », et donc d'identifier le nombre d'ancrages respectifs.

4) La proposition concernant la valeur d'une médecine sans effets secondaires prenant mieux en compte l'individu est composée de deux aspects et ne permet pas d'identifier finement si le répondant adhère plutôt à une médecine sans effets secondaires, une médecine prenant mieux en compte l'individu, ou les deux.

5) La proportion des sujets selon leur niveau d'étude et leur filière, n'est pas forcément représentative de la population réelle, puisque cette étude n'est pas une étude populationnelle.

6) 11 sujets sur 285 ont estimé ne pas adhérer du tout avec les deux propositions des registres mystique et épistémique ; 1 sujet sur 285 a estimé ne pas être d'accord avec les deux propositions portant sur l'éthique de la justice et du *care*. Des entretiens auraient été nécessaires afin de mieux cerner leurs représentations. Ils n'ont pas été comptabilisés sur ces points.

7) 6 sujets sur 285 ont adhéré à moins de 50 % sur les deux propositions de l'ancrage moderne/postmoderne et 1 sujet sur 285 a adhéré à moins de 50 % sur les deux propositions portant sur norme/valeur. Des entretiens auraient été nécessaires afin de mieux cerner leurs représentations. Ces sujets ont été cependant comptabilisés, car le profil est défini en croisant ancrage et norme/valeur.

8) 1 sujet moderne a indiqué être méfiant en général et ne souhaite pas se faire vacciner/1 sujet post-moderne très enraciné a indiqué être parfois méfiant et ne souhaite pas se faire vacciner : ces profils, classés dans « oui » et « parfois » à la marge face à leur ancrage, nécessiteraient une étude qualitative complémentaire.

Chapitre VI

RÉFÉRENCES BIBLIOGRAPHIQUES

Abric, J.-C. (2011). *Pratiques sociales et représentations*. Paris : PUF. 303p.

Albe, V. (2006). Procédés discursifs et rôles sociaux d'élèves en groupe de discussion sur une controverse socio-scientifique. *Revue française de pédagogie*, 103-118.

Amin, A-B., Bednarczyk, R-A., Ray, C-E., Melchiori, K-J., Graham, J., Huntsinger, J-R. & Omer, S-B. (2017). Association of moral values with vaccine hesitancy, *Nature Human Behaviour*, (1), 873-880.

Badouard, R., & Mabi, C. (2015). *Controverses et débat public : nouvelles perspectives de recherche*. Paris : Hermès. 298p.

Bloor, D. (1991). *Knowledge and social imagery (2ᵉéd)*. London: The university of Chicago press (oeuvre originale publiée en 1976). 209p.

Brugère, F. (2017). *L'Ethique du "care"* (3ᵉéd). Paris : PUF (œuvre originale publiée en 2011).127p.

Charles, S. (2005). De la post-modernité à l'hypermodernité. *Argument*, 8(1), 1-13.

Chateauraynaud, F. (2007). La contrainte argumentative. Les formes de l'argumentation entre cadres délibératifs et puissances d'expression politiques. *Revue Européenne des sciences sociales,* XLV-136.

De Carlos, P. (2015). *Le savoir historique à l'épreuve des représentations sociales : l'exemple de la préhistoire et de cro-magnons chez les élèves de cycle 3*, (Thèse de doctorat). Université de Cergy, Cergy. 857p.

Di Scala, E. (2020). *L'Homéopathie, des désaccords entre scientifiques* (1ère éd). Paris : L'Harmattan. 256p.

Durkheim, E. (1900). La sociologie et son domaine scientifique. *Rivista Italiana di Sociologia*, (4), 127–148.

Flament, C., & Rouquette, M.-L. (2003). *Anatomie des idées ordinaires, comment étudier les représentations sociales*. Paris : Armand Colin. 176p.

Floret, D. (2010). Les résistances à la vaccination. Med Sci (repères), (26), 12, 1087-1094.

Giddens, A. (1994). *Les conséquences de la modernité*. Paris : L'Harmattan. 192p.

Heinich, N. (2017). *Des valeurs – une approche sociologique*. Domont : nrf Gallimard. 405p.

IPSOS (2021). *Pourcentage de français prêts à recourir à un éventuel vaccin.* En ligne sur le site IPSOS : https://www.ipsos.com/fr-fr/59-des-francais-prets-recourir-un-eventuel-vaccin-contre-la-covid-19, consulté le 22/03/2021

IPSOS (2021). *COVID-19 et vaccination : suivi de l'opinion.* En ligne sur le site IPSOS : https://www.ipsos.com/fr-fr/covid-19-et-vaccination-suivi-de-lopinion#vaccination, consulté le 22/03/2021

Jurdant, B. (2009). *Les controverses scientifiques pour comprendre la recherche,* Conférence donnée *au cycle de conférences ENS,* Lyon.

Lilti, A. (2007). Querelles et controverses. Revue mil neuf cent, 13-28.

Maffesoli, M. (2014). *L'ordre des choses – penser la modernité*. Paris : CNRS Editions. 264p.

Maffesoli, M. (1996). *Eloge de la raison sensible*. Paris : Grasset. 278p.

Moliner, P. (1993). Cinq questions à propos des représentations sociales. *Cahiers internationaux de psychologie sociale*, (20), 5-14.

Moliner, P. (1996). *Images et représentations sociales.* Grenoble : Presses Universitaires de Grenoble. 275p.

Molinier, P., Laugier, S., & Paperman, P. (2009). *Qu'est-ce que le care ? Souci des autres, sensibilité, responsabilité*. Paris : Payot et Rivages. 301p.

Moscovici, S. (1961). *La psychanalyse, son image et son public*. Paris : Presses Universitaires de France. 652p.

Myotte-Duquet, P. (2018). *Représentations sociales de la vaccination obligatoire chez les patients et les médecins généralistes en Moselle,* Université de Lorraine, 73p (thèse d'exercice de médecine).

Pestre, D. (2007). L'analyse des controverses dans l'étude des sciences depuis 30 ans. *Revue mil neuf cent*, 29-43.

Prairat, E. (2012). Considérations sur l'idée de norme. *Les Sciences de l'Education – Pour l'ère nouvelle*, (45), 33-50.

Rezsohazy, R. (2006). *Sociologie des valeurs*. Paris : Armand Colin. 184p.

RGPD, (2018). Le règlement général sur la protection des données. En ligne sur le site de la CNIL https://www.cnil.fr/fr/reglement-europeen-protection-donnees, consulté le 02/11/2019.

Rouquette, M.-L. (1973). La pensée sociale. In Moscovici (Ed.), *Introduction à la psychologie sociale (pp.* 299-327), Paris : Larousse.

Rudelle, P. (2020). *Les freins à la vaccination-approche sociétale,* Université de Bordeaux, 115p (thèse d'exercice de médecine).

Salone, J.-J. (2013). Analyse textuelle avec Iramuteq et interprétations référentielles des programmes officiels de mathématiques en classe de quatrième. *Sciences-croisées*, (13), 1-13.

Salvadori, F., & Vignaud, L-H. (2019). *Antivax, la résistance aux vaccins du XVIIIème siècle à nos jours.* (1ère éd). Paris : Vendémiaire. 351p.

Sardy, R., Ecochard, R., Lasserre, E., Dubois, J-P., Floret, D. & Letrilliard, L. (2012). Représentations sociales de la vaccination chez les patients et les médecins généralistes : une étude basée sur l'évocation hiérarchisée. *Santé publique,* (24), 6, 547-560.

Simonneaux, L., & legardez, A. (2011). Didactique des questions socialement vives. Répondre aux besoins de formation dans la société post-moderne. In Legardez, A. & Simonneaux, L. (Eds.), *Développement durable et autres questions d'actualité* (pp.15-29), Dijon : Educagri Editions.

Urgelli, B. (2013). Logique de communication et d'éducation dans l'enseignement de questions socio-scientifiques. In *Actes du colloque Sociologie et didactique : vers une transgression des frontières, Haute Ecole pédagogique du canton de Vaud* (pp.1-12).

Ward, J-K. & Peretti-Watel, P. (2020). Comprendre la méfiance vis-à-vis des vaccins : des biais de perceptions aux controverses, *Revue française de sociologie*, (31), 2, 243-273.

Chapitre VII

ANNEXES

Le recueil de données sous forme de questionnaire a eu lieu entre janvier 2021 et février 2021

Sigles employés :
MTE : Ancrage moderne très enraciné
MME : Ancrage moderne modérément enraciné
MFE : Ancrage moderne faiblement enraciné
PMTE : Ancrage post-moderne très enraciné
PMME : Ancrage post-moderne modérément enraciné
PMFE : Ancrage post-moderne faiblement enraciné
Indéterminé : Ancrage non déterminé

Annexe 1 : Réponses ouvertes (« autre ») de certains sujets répondant aux questions « Non, je ne suis pas méfiant face à la vaccination en général » / « J'envisage ou non de me faire vacciner contre la COVID » :

1-Pourquoi je ne suis pas méfiant face à la vaccination en général : parce que je n'ai pas peur des effets secondaires/parce que j'ai confiance en la médecine conventionnelle pour me soigner/**autre**

2-Pourquoi je me ferai vacciner contre le/la COVID : parce que je veux me protéger et que j'ai confiance en la médecine/parce que je veux me protéger même si j'ai des doutes en la médecine/parce que je veux protéger les autres et que j'ai confiance/parce que je veux protéger les autres même si j'ai des doutes en la médecine/pour vivre comme avant/**autre**

3-Pourquoi je ne me ferai pas (ou probablement pas) vacciner contre le/la COVID : à cause des effets secondaires/je n'en vois pas l'utilité/je ne suis pas à risque/j'ai déjà eu le COVID/**autre**

4-Qu'est ce qui pourrait me faire changer d'avis : je ne changerai pas d'avis/Si je pense que je peux tomber gravement malade/si je risque de rendre davantage malade mon entourage/si la vaccination est nécessaire pour retrouver ma liberté/**autre**

1- Pourquoi je ne suis pas méfiant face à la vaccination en général (autre)	2-Pourquoi je me ferai vacciner contre le/la COVID (autre)	3-Pourquoi je ne me ferai pas (ou probablement pas) vacciner contre le/la COVID (autre)	4-Qu'est-ce qui pourrait me faire changer d'avis (autre)
-J'en connais le fonctionnement. (MTE) -Rapport bénéfice/risque (MME) -Il peut y avoir des effets secondaires dangereux mais ils sont rares et la balance bénéfices/risques est en faveur des vaccins recommandés. (MTE) -J'ai plus de chance de mourir du Covid que de me faire vacciner. (Indéterminé) -Il n'y a pas d'autres alternatives.... il n'y a pas de traitement de la covid. (MTE) -Nous avons du recul (PMFE) -Le bénéfice est supérieur aux	-Parce que je veux protéger les autres et moi-même, et que j'ai confiance en la médecine conventionnelle (MTE) -Je ne dirais pas "vivre à nouveau comme avant" tout à fait mais au moins un stade intermédiaire (ex : enlacer mes proches) (MTE) -Montrer l'exemple (MME) -Probablement possibilité de se déplacer librement (Indéterminé)	-Je n'ai pas confiance (PMFE) -Pas assez de recul actuellement (PMFE) -J'ai déjà eu la Covid, donc je me ferai vacciner quand toutes les personnes à risque auront été vaccinées (je ne suis pas pressée) (PMFE)	-À ce jour je ne pense pas changer d'avis mais sait-on jamais...(PMFE) -Quand il y aura du recul sur ces vaccins ARN. (MME)

risques. (Indéterminé) -Car le rapport bénéfice risque est très favorable. (MME) -La vaccination permet de sauver des milliers de vies et d'éviter d'être malade. (MME) - Bénéfice/risque . (Indéterminé) -Je fais confiance à la vaccination et de toute façon nos modes de vie et de consommation sont bien plus catastrophiques et lourds de conséquence qu'un vaccin (dont les techniques sont connues et étudiées depuis des décennies). Les gens devraient se préoccuper de leur façon de vivre chaque jour, de leurs téléphones, de leurs addictions aux			

supermarchés et aux produits transformés, que de lire des théories de complots sur les vaccins. (PMFE) -Effets secondaires rares donc bénéfices meilleurs que risques. (PMFE)			

Annexe 2 : Réponses ouvertes (« autre ») de certains sujets répondant aux questions « Oui, je suis méfiant face à la vaccination en général » / « J'envisage ou non de me faire vacciner contre la COVID » :

1-Pourquoi je suis méfiant face à la vaccination en général : parce que j'ai peur des effets secondaires/parce qu'on nous cache des choses sur les contenus des vaccins/parce que les industries pharmaceutiques sont prêtes à vendre des produits à risques/**autre**

2-Pourquoi je me ferai vacciner contre le/la COVID : parce que je veux me protéger et que j'ai confiance en la médecine/parce que je veux me protéger même si j'ai des doutes en la médecine/parce que je veux protéger les autres et que j'ai confiance/parce que je veux protéger les autres même si j'ai des doutes en la médecine/pour vivre comme avant/**autre**

3-Pourquoi je ne me ferai pas (ou probablement pas) vacciner contre le/la COVID : à cause des effets secondaires/je n'en vois pas l'utilité/je ne suis pas à risque/j'ai déjà eu le COVID/**autre**

4-Qu'est ce qui pourrait me faire changer d'avis : je ne changerai pas d'avis/Si je pense que je peux tomber gravement malade/si je risque de rendre davantage malade mon entourage/si la vaccination est nécessaire pour retrouver ma liberté/**autre**

1- Pourquoi je suis méfiant face à la vaccination en général (autre)	2- Pourquoi je me ferai vacciner contre le/la COVID (autre)	3-Pourquoi je ne me ferai pas (ou probablement pas) vacciner contre le/la COVID (autre)	4-Qu'est-ce qui pourrait me faire changer d'avis (autre)
-Aucun recul sur le sujet. Un vaccin développé très vite. Un virus qui évolue. (Indéterminé) -Parce que trop rapide et pas assez testé, pas assuré qu'il fonctionne (PMFE) -Pas assez de recul (Indéterminé) -Parce que certains vaccins ne sont plus justifiés dans le contexte sanitaire actuel (PMFE) -Peur des adjuvants pour SANOFI (PMME) -A cause de l'aluminiun, serquène... (PMTE) -Les adjuvants (aluminium)	néant	-A cause de la non-maîtrise du vaccin (Indéterminé) -Si on n'a pas le choix pour continuer à faire des activités particulières, voyages concerts... (PMFE) -Pas d'opinions (Indéterminé) -Je ne souhaite pas être "cobaye" (PMTE) -Il y a une volonté manifeste d'extermination de la majeure partie de la population (PMME) -Expérimentation (PMME) -Je me soigne avec de l'Homéopathie et des Huiles essentielles et renforce mon	-Si j'avais plus confiance en les scientifiques et les politiciens (PMME) -Je n'ai aucune confiance dans le système de santé et encore moins dans les labos, Non Merci, pour cette propagande frauduleuse et assassine actuelle, J'informe plus mes enfants et entourage et conseille ce avec quoi je me soigne!! (PMME) -S'il s'agit d'un vaccin qui contribue réellement à l 'éradication de la maladie et sans effets secondaires (PMME)

toxiques (PMME) -Ça n'aide pas (PMTE) -J'utilise l'homéopathie pour la grippe (PMME) -Allergique (PMME) -Les effets à long terme (> 1 an) ne sont pas évalués objectivement (PMFE) -D'autres moyens que la vaccination pour gérer la santé des personnes et des populations (PMME) -Parce que la vaccination n'est pas forcément pertinente pour toutes les maladies, en particulier celles d'origine virale (Indéterminé) -Vaccination sans intérêt ne présentant aucune garantie (PMFE) -Je préfère faire de la prévention et "booster"		immunité avec du ZINC, vit D et C. Merci à vous d'exister ! (PMME) -Il s'agit d'une nouvelle technologie, d'où le principe de précaution (Indéterminé) -Ce n'est pas une vraie solution (PMFE) -Encore expérimental (PMME) -A écouter les experts ce traitement thérapeutique a une action sur ARNm ou ADN donc directement sur nos gênes...(PMFE) -Allergies à plusieurs médicaments (PMME) -Je préfère renforcer mes défenses immunitaires (PMME) -Aucune étude avec du recul (PMTE) -Je ne fais pas confiance (PMME) -Il existe des traitements	-Je changerai d'avis s'il y a un traitement homéopathique comme pour la grippe (PMME) -Si des vaccins non génétiques sont proposés (PMFE) -Une fois des données avec reculs suffisant reçues (PMME) -Mon médecin homéopathe (PMME) -Mon médecin (Indéterminé) -Manipulation ADN dangereuse (PMTE) -Pour voyager (PMME) -Si le temps nous révèle qu'elle est réellement sans risque d'effet secondaire et nécessaire (PMME) -Les vaccins arn et adn présentent des risques pour le patient (maladie auto immune) et pour l'humanité

mon immunité (PMME) -Je veux œuvrer pour la santé et non contre la maladie (PMFE) -Pas de recul suffisant (PMFE) -Par ce que les contenus en sel d'aluminium sont toxiques pour le corps (PMFE) -Allergies aux antibiotiques et anti-inflammatoires (PMME) -Un vaccin n'est jamais anodin (Indéterminé) -Lorsqu'on a une bonne hygiène de vie et une alimentation saine et bio, ce n'est pas nécessaire... : "Le microbe n'est rien, le terrain est tout" (PMME) -Doute sur l'efficacité (PMFE) -Les vaccins sont inefficaces (PMFE)		efficaces et le bénéfice risque est négatif (PMFE) -Du marketing, aucune étude indépendante, aucune assurance que le "vaccin" est utile. (PMME) -La covid n'est pas mortelle pour un gd nombre de personne. A mon âge, je ne suis pas à risque. Ma santé m'appartient. (Indéterminé) -PAS BESOIN (PMFE) -Le Covid n'existe pas dans sa prétendue dangerosité - et il est bien préférable de renforcer le système immunitaire par plein d'autres moyens - nutrition saine, Qi-Gong, entretien énergétique régulier, contact avec la nature ... (PMFE)	(virus mutant) à faible probabilité (PMFE) -Eventuellement une transparence totale de son contenu et si cela s'avère indispensable pour protéger ceux qui sont autour de moi et moi-même transparence totale (PMFE) -Connaître les composants exacts de ce vaccin et que les labos assurent leur responsabilité en cas d'effets secondaires avérés (PMME) -Je n'adhère pas à la pensée unique (PMTE) -J'ai une pathologie pulmonaire chronique donc suis fortement incitée par pneumologue (PMME) -C'est ma position

-J'ai fait des recherches sur les vaccins (PMTE) -Utiliser nos défenses naturelles (PMME) -La vaccination est un modèle scientifique avec des hypothèses et des conditions aux limites, ce n'est pas la vérité (PMFE) -La vaccination est devenue un business (PMME) -Je ne souhaite pas introduire de produits chimiques dans mon organisme, il y en a assez dans l'environnement et la nourriture (PMME) -Parce que l'ARS les médecins se déchargent de toute responsabilité si décès ou maladie dus au vaccin. (PMTE) -Parce qu'on sait faire sans alu par exemple		-Mon corps m'appartient (PMME) -Manque de recul (PMME) -Ce n'est pas un vaccin mais une expérimentation vivante (PMFE) -Ce vaccin n'est pas testé on ne sait pas où on va (PMME) -Trop d'inconnus (PMME) -Je suis atteinte d'un cancer traité par thérapie ciblée (PMME) -Je ne crois pas qu'il soit efficace contre toutes les variétés de virus covid (PMME) -Par principe depuis plus de 60 ans (PMME) -Pas assez de recul et les tt ARN sont des thérapies et non des vaccins (PMFE) -On essaie de nous convaincre de l'utilité du vaccin par des moyens manipulatoires indignes d'une démocratie (PMME)	aujourd'hui. (PMME) -Mon homéopathe disait que si la situation était vraiment catastrophique, et qu'on était à peu près sûr (mais VRAIMENT sûr - pas comme dans cette crise factice de propagande) de mourir, alors on pourrait considérer de se faire vacciner - puisque le pire qui pourrait nous arriver, ce serait de mourir, ce qui serait autrement déjà acquis. (PMFE) -Efficacité prouvée et absence d'effets secondaires (PMME) -Si elle devient obligatoire (PMME) -Si j'étais sûre qu'il n'y ait pas d'effets

mais qu'on fait avec pour des raisons économiques. On privilégie l'économie à la santé. (Indéterminé) -Parce que la peur est le pire ennemi de l'immunité (PMTE) -Je pense que de même que la finance cornaque la politique, les intérêts des labos et leurs actionnaires font négliger les règles de mise sur le marché, prenant les patients pour des cobayes - voir position des assurances... Voir dans l'histoire ce qu'on appelle "les corps vils". Il conviendrait certainement de se préoccuper d'un corpore sano au système immunitaire réactif, de cesser de nourrir la peur, et d'être honnête à mille		-Pas assez de connaissances sur effets et efficacité des vaccins (PMME) -Et mon système immunitaire est très efficace ! (PMME) -Sera-t-il efficace contre les nouveaux variants du COVID? (PMME) -La COVID est une maladie bénigne pour des personnes en bonne santé, sauf bien sûr cas très exceptionnels. (Indéterminé) -Peur de big pharma et l'argent à se faire sur le dos des humains (PMME) -La phase d'évaluation de l'efficacité et des bénéfices/risques n'a même pas eu lieu... (Indéterminé) -Potentiellement dangereux (PMME) -J'évite les OGM dans mon assiette, ce n'est pas pour en	secondaires à long therme. (PMME) -Plus d'information et recul dans le temps (PMME) -L'arrivée d'un vrai vaccin (PMME) -Je changerais peut-être d'avis si les vaccins étaient testés par des organismes indépendants, dans les règles de l'art (en double-aveugle) et sur une très longue période (au minimum 10 ans), avec en plus engagement écrit des labos pour prise en charge à leurs frais des effets indésirables. Et bien entendu au vue de résultats largement favorables à la vaccination (balance bénéfices risques). (Indéterminé)

pour cent. Aussi, cesser de payer des médecins et autres qui n'ont rien à dire sinon du remâché. Vois aussi le point des adjuvants. (PMME) -Parce que je préfère une autre approche : renforcer mon immunité (PMME) -J'ai ressenti des effets notables lors de la prise d'hétéro-isothérapies basées sur mes vaccins (PMFE) -Je n'ai pas confiance (PMME) -Inefficacité (PMME) -Violentes réactions aux vaccins enfants (PMME) -Parce j'ai des effets secondaires de vaccins précédents (PMME) -Nos défenses sont plus efficaces que les		devenir un (PMFE) -Je ne crois en rien à cette mascarade, d'autant plus que des remèdes existent. (PMTE) -La rapidité de sa fabrication ne me parait pas être fiable et il y a beaucoup d'enjeux économiques pour les labos (PMFE) -Je suis allergique (PMFE) -Pas assez de recul et je préfère booster mon système immunitaire (PMME) -Je fais de la prévention en homéopathie et autres compléments boostant mon immunité (PMTE)	-Si un vaccin pouvait être efficace comme un anti-oreillon... mais avec un virus mutant, peu probable (PMME) -Quand il y aura le choix de différents types de vaccins (PMME)

vaccins (PMME) -Parce que le vaccin n'est qu'une des façons de faire face à un danger sanitaire (PMME) -J'ai eu des effets secondaires du BCG (PMME) -Je connais plusieurs personnes qui souffrent d'effets 2° graves (PMME) -Parce que le système immunitaire et des traitements éprouvés sont largement suffisants pour faire face aux maladies, dans le cadre d'une hygiène correcte, d'une vie saine et d'une alimentation de qualité (bio, apports en vitamines, notamment la vitamine D). (Indéterminé) -Il suffit de lire les travaux de Béchamp. Et les			

vraies courbes! (PMME) -Pb suite vaccination (Indéterminé) -Parce que les adjuvants type aluminium ne sont pas sans conséquence sur la santé, on vaccine par exemple des bébés avec les mêmes doses que les adultes alors que la barrière hémato-encéphalique n'est pas achevée (Indéterminé) -Pas toujours utiles (PMME) -Parce que nous ne regardons que les effets secondaires à court termes. (PMFE) -Pas le seul moyen de se protéger (PMFE) -Mon potentiel pour avoir une bonne santé est supérieur à ce qu'on nous raconte. Les vaccins sont un leurre. (PMTE)			

-Je doute de leur réelle efficacité (PMME) -Je ne suis pas sûre de leur intérêt individuel et collectif (je suis médecin généraliste homéopathe) (PMME) -Je pense que l'on peut agir différemment et que l'on ne nous dit pas tout (PMME)			

Annexe 3 : Réponses ouvertes (« autre ») de certains sujets répondant aux questions « Je suis parfois méfiant face à la vaccination en générale » / « J'envisage ou non de me faire vacciner contre la COVID » :

1-Pourquoi je suis parfois méfiant face à la vaccination en général : parce que j'ai peur des effets secondaires/parce qu'on nous cache des choses sur les contenus des vaccins/parce que les industries pharmaceutiques sont prêtes à vendre des produits à risques/**autre**

2-Pourquoi je me ferai vacciner contre le/la COVID : parce que je veux me protéger et que j'ai confiance en la médecine/parce que je veux me protéger même si j'ai des doutes en la médecine/parce que je veux protéger les autres et que j'ai confiance/parce que je veux protéger les autres même si j'ai des doutes en la médecine/pour vivre comme avant/**autre**

3-Pourquoi je ne me ferai pas (ou probablement pas) vacciner contre le/la COVID : à cause des effets secondaires/je n'en vois pas l'utilité/je ne suis pas à risque/j'ai déjà eu le COVID/**autre**

4-Qu'est ce qui pourrait me faire changer d'avis : je ne changerai pas d'avis/Si je pense que je peux tomber gravement malade/si je risque de rendre davantage malade mon entourage/si la vaccination est nécessaire pour retrouver ma liberté/**autre**

1- Pourquoi je suis parfois méfiant face à la vaccination en général (autre)	2-Pourquoi je me ferai vacciner contre le/la COVID (autre)	3-Pourquoi je ne me ferai pas (ou probablement pas) vacciner contre le/la COVID (autre)	4-Qu'est-ce qui pourrait me faire changer d'avis (autre)
-Je fais des allergies (MME) -Trop nombreux scandales médicaux (Indéterminé) -Parce que certains vaccins ne sont pas indispensables (PMFE) -Exagération du risque (PMFE) -Nous n'avons pas assez de recul sur ce vaccin (PMFE) -Parce que la composition détaillée des adjuvants est difficile à trouver=>suspicion de cochonneries incluses (PMME) -Les vaccins, même ceux utiles, abiment le tissu réticulo-endothélial ; ce qui provoque la sycose bien connue des	-Parce que je suis atteinte de spondylarthrite et que mon traitement par biothérapies m obligé à être vacciné pour tout... (PMME) -Par contre, je ne sais quand sera commercialisé un vaccin propre et sans danger (PMME) -Parce que, vu mon âge, je serai vaccinée avec le vaccin Pfizer, justement sans adjuvant ni Al (PMME) -	-Je suivrai l'avis de mon médecin traitant (Indéterminé) -Allergie aux vaccins (MME) -J'attends de voir les effets d'une première salve de vaccination (Indéterminé) -Parce qu'il n'y a pas qu'une seule manière d'appréhender le problème covid (PMFE) -Je ne suis pas malade et pratique des traitements préventifs et ai confiance dans les traitements précoces qui me seront	-Que tout se passe bien avec les premiers vaccinés -Je changerais d'avis lorsque l'on nous laissera la liberté dans le choix des médicaments de soin. (PMFE) -Et si je sais que ce vaccin à fait la preuve de son efficacité et qu'on connaît ses risques. (PMFE) -Quand on sera sûr qu'il est efficace et qu'il n'y a pas d'effet secondaire à long terme (PMFE) -En l'état actuel, je ne changerai pas

homéopathes ; disons pour simplifier un vieillissement prématuré de l'organisme. Si je prends l'obligation récente prise par Mme Buzyn de 11 vaccins obligatoires pour tous les nourrissons français. C'est pour moi juste "un crime" contre les enfants puisque tout médecin digne de ce nom sait pertinemment que le système immunitaire d'en bébé n'est mature que vers ses dix-huit mois. Donc injecter 11 vaccins à des enfants de trois mois environ revient à affoler leur système immunitaire. Voilà hélas une belle bombe à retardement. Mais qu'importe, c'est le jackpot pour les fabricants et leurs actionnaires. (PMME)		proposés (PMFE) -Uniquement par mon médecin libéral (PMME). -Bénéfice/risque trop inconnu covid (PMFE) -Nous n'avons pas assez de recul face à cette vaccination et ce à quoi s'attendre à plus longue échéance. (Indéterminé) -Causes maladie non étudiées (PMME) -Parce qu'on a très peu de recul sur les vaccins principalement ceux à ARN messager (PMME) -Je fais appel à des thérapeutiques efficaces contre les virus (Huiles Essentielles, extraits d'algue	d'avis (PMFE) -Si souches résistantes de covid n'apparaissent pas sinon dans un délai de 6 mois (PMME) -Si dans les années à venir la pandémie dure vraiment et que les vaccins soient devenus fiables (PMFE) -Pour des voyages si nécessaire (PMFE) -Obligée si fichée (PMME) -S'il est possible de choisir son mode de vaccination par exemple homéopathique (PMME) -Je ne sais pas (PMFE) -Si je suis sûre que ce vaccin ne modifie pas mon génome,

-Il y a vaccin et en ce qui concerne le SRAS-V2, ce qui est proposé ne relève pas de la vaccination, tout au plus d'un dispositif médical (PMFE) -Développement de résistants et variants de la covid (PMME) -Pas toujours utiles (PMME) -Trop de questions ouvertes et pas assez de recul (PMFE) -Aluminium (PMFE) -Inutile pour des maladies bénignes (Indéterminé) -Trop tôt chez les petits, toxicité aluminium fonction du poids. (PMFE) -Je ne sais pas (PMFE) -Parce que j'ai un enfant qui a eu des problèmes allergiques importants et que la vaccination a été un des éléments possibles de ce		équivallent des Hight Specific Protein, hyper adaptées (PMME) -Le délai d'obtention du vaccin est très court, et je n'ai pas confiance dans les vaccins avec l'ARN (PMME) -Je ne veux pas d'un vaccin ARN, je ne suis pas convaincu que ca inocule (PMME) -J'ai envie d'attendre que la situation se clarifie concernant l'efficacité de tous ces vaccins (Indéterminé) -Pas sûr du résultat (PMME) -Il existe des traitements soignant le covid (PMFE) -Je ne veux pas fiancer les	ne me transforme pas en OGM! (PMME) -Je changerai d'avis pour un vaccin autre que l'actuel (PMME) -Si on me prouve son utilité, et que ce n'est pas nocif ! (PMME) -Attends vaccin sous forme homéopathique (PMME) -Un vaccin réellement "transparent" sur ce qu'il contient et comment il est fabriqué. (PMFE)

problème (PMME) -Parce qu'il existe aussi d'autres moyens de se protéger et de soigner les affections virales dont la médecine française ne parle jamais et parce que la politique vaccinale française devient folle avec l'obligation de ONZE vaccins en même temps et chez des enfants dont le système immunitaire n'est pas encore mature, au risque de provoquer des emballements de leur système immunitaire donc des pathologies auto-immunes (PMME) -A cause de la composition des vaccins (trop de maladie en 1 injection, et trop d'aluminium et autre (PMME) -Parce que les vaccins classiques contiennent des adjuvants et de		labos privés (PMFE)	

l'aluminium (PMME) -Parce que je pense que certains vaccins sont administrés trop tôt chez les enfants (ex. : Hépatite B alors qu'elle n'est pas présente à l'état endémique en France) + vaccins pas toujours efficaces (ex. : grippe, mais avec de possibles effets secondaires) (Indéterminé) -Pas naturel en méthode de prévention (PMFE)			

Structures éditoriales du groupe L'Harmattan

L'Harmattan Italie
Via degli Artisti, 15
10124 Torino
harmattan.italia@gmail.com

L'Harmattan Hongrie
Kossuth l. u. 14-16.
1053 Budapest
harmattan@harmattan.hu

L'Harmattan Sénégal
10 VDN en face Mermoz
BP 45034 Dakar-Fann
senharmattan@gmail.com

L'Harmattan Cameroun
TSINGA/FECAFOOT
BP 11486 Yaoundé
inkoukam@gmail.com

L'Harmattan Burkina Faso
Achille Somé – tengnule@hotmail.fr

L'Harmattan Guinée
Almamya, rue KA 028 OKB Agency
BP 3470 Conakry
harmattanguinee@yahoo.fr

L'Harmattan RDC
185, avenue Nyangwe
Commune de Lingwala – Kinshasa
matangilamusadila@yahoo.fr

L'Harmattan Congo
67, boulevard Denis-Sassou-N'Guesso
BP 2874 Brazzaville
harmattan.congo@yahoo.fr

L'Harmattan Mali
ACI 2000 - Immeuble Mgr Jean Marie Cisse
Bureau 10
BP 145 Bamako-Mali
mali@harmattan.fr

L'Harmattan Togo
Djidjole – Lomé
Maison Amela
face EPP BATOME
ddamela@aol.com

L'Harmattan Côte d'Ivoire
Résidence Karl – Cité des Arts
Abidjan-Cocody
03 BP 1588 Abidjan
espace_harmattan.ci@hotmail.fr

Nos librairies en France

Librairie internationale
16, rue des Écoles
75005 Paris
librairie.internationale@harmattan.fr
01 40 46 79 11
www.librairieharmattan.com

Librairie des savoirs
21, rue des Écoles
75005 Paris
librairie.sh@harmattan.fr
01 46 34 13 71
www.librairieharmattansh.com

Librairie Le Lucernaire
53, rue Notre-Dame-des-Champs
75006 Paris
librairie@lucernaire.fr
01 42 22 67 13

www.ingramcontent.com/pod-product-compliance
Lightning Source LLC
LaVergne TN
LVHW010936051026
849532LV00003B/999